U0244740

XINBAN GUOJIA YAODIAN YAOWU
SUREN SUCHA XIAOHONGSHU

新版
国家药典药物
速认速查小红书

主编　高楠楠

天津出版传媒集团

天津科学技术出版社

图书在版编目（C I P）数据

新版国家药典药物速认速查小红书 / 高楠楠主编
. -- 天津 ： 天津科学技术出版社，2021.7
ISBN 978-7-5576-9495-1

Ⅰ．①新… Ⅱ．①高… Ⅲ．①中草药－基本知识
Ⅳ．①R282.7

中国版本图书馆CIP数据核字(2021)第127122号

新版国家药典药物速认速查小红书
XINBAN GUOJIA YAODIAN YAOWU SUREN SUCHA XIAOHONGSHU
责任编辑：张建锋

出　　版：天津出版传媒集团
　　　　　天津科学技术出版社

地　　址：天津市西康路 35 号
邮　　编：300051
电　　话：（022）23332695
网　　址：www.tjkjcbs.com.cn
发　　行：新华书店经销
印　　刷：北京兰星球彩色印刷有限公司

开本 889×1194　1/64　印张 10　字数 300 000
2021 年 7 月第 1 版第 1 次印刷
定价：88.00 元

编委会名单

主　　编　高楠楠

副主编　裴　华　谢　宇

编　　委　齐　菲　朱　宏　路　臻　向　蓉　冷艳燕
　　　　　吕凤涛　魏献波　王　俊　徐　娜　高　稳
　　　　　战伟超　程宜康　李　聪　李俊勇　李斯瑶
　　　　　冯　倩　李兴华　李小儒　戴晓波　徐莎莎
　　　　　董　萍　鞠玲霞　李桂方　姜燕妮　张新利
　　　　　王郁松　吕秀芳　李亚青　刘士勋　李建军
　　　　　王　芳　王　旭　李　惠　矫清楠　蒋思琪
　　　　　周重建　赵白宇　仇笑文　张亚萍　张　琳
　　　　　赵梅红　李　妍　吴　晋　杨冬华　苏晓廷
　　　　　王小丹　李佳蔚　朱　进　张　荣　张　坤

图片拍摄　周重建　谢　宇　邬坤乾　钟建平　袁井泉

前言

QIAN YAN

新颁布的《中华人民共和国药典》2020 年版是迄今颁布的第十一版药典（2020 年 12 月 1 日正式实施，简称新版药典）。新版药典在品种收载、贯彻药品全生命周期管理理念、完善药品标准体系、加强药品安全性有效性控制、扩大成熟分析检测技术的应用、加强与国际药品标准协调等方面均取得了新的进展。新版药典的实施将对整体提升我国药品标准水平，提高药品质量，保证公众用药安全有效，促进医药产业高质量发展发挥重要作用。新版药典的颁布实施将对我国药品的研发、生产、检验、流通以及监督管理产生重大影响。同时，也标志着中国的药品标准水平再上一个新台阶。令人遗憾的是：迄今为止，十一部药典均是黑白文字的呈现形式，没有配套的全彩图文读本，这就极大地制约了广大读者的认药、用药诉求，从而也降低了《中华人民共和国药典》的影响力！

为了更好地继承和发掘中国医药文化遗产，普及和应用中药，使中药在防治疾病中更好地为人类健康服务，本着安全、有效、经济、实用的原则，也为了更好地发挥《中华人民共和国药典》的实用价值和提升其影响力，我们策划和编撰了《新版国家药典药物速认速查小红书》一书（本书可作为《中华人民共和国药典》2020 版一部文字版的有效补充）。该书收录了《中华人民共和国药典》（2020 年版一部）的 315 种药物，并配以 600 余幅高清彩色照片，详细介绍了每种药物的别名、来源、生境分布、采收加工、性味归经、功效主治、用法用量、使用注意等，内容全面丰富，数据翔实可靠，图文资料珍贵，兼容并蓄，原创性强，具有极高权威性和实用性。

全书文字通俗易懂，易于理解；图片清晰，易于识别；并收有使用注意，以提醒广大读者注意各种中药的使用事项。集识药、用药于一体，适合广大中医药专业学生、医院、研究机构、药企、药农、药材销售从业人员、中医药爱好者及医务工作者收藏和阅读。对从事药物研究、保护、管理、中药企业、中药院校师生及中医药爱好者都具有极高的参考价值和指导意义！

本书编委会
于北京

目录
MU LU

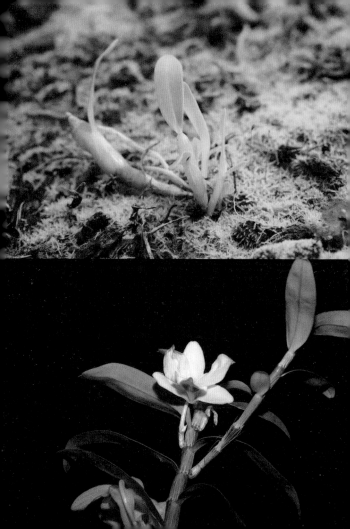

阿魏

别　　名　阿虞、薰渠、哈昔尼。

来　　源　本品为伞形科植物新疆阿魏*Ferula sinkiangensis* K. M. Shen或阜康阿魏*Ferula fukanensis* K. M. Shen的树脂。

生境分布　生长于多沙地带。分布于我国新疆。

采收加工　春末夏初盛花期至初果期，分次由茎上部往下斜割，收集渗出的乳状树脂，阴干。

性味归经　苦、辛，温。归脾、胃经。

功效主治　消积化癥，散痞杀虫。主治肉食积滞，瘀血癥瘕，腹中痞块，虫积腹痛。

用法用量　内服：1～1.5克，多入丸、散和外用膏药。

使用注意　孕妇忌服。

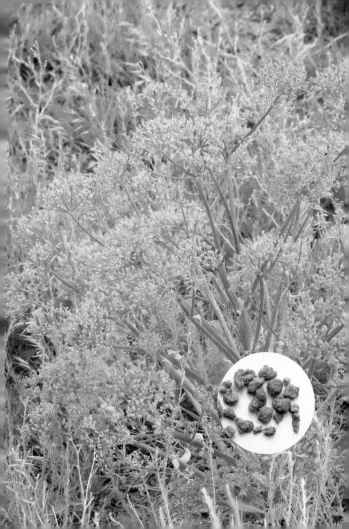

矮地茶

别　　名　平地木、老勿大、不出林、叶底珠。

来　　源　本品为紫金牛科植物紫金牛*Ardisia Japonica*（Thunb）Blume的干燥全草。

生境分布　生长于谷地、林下、溪旁阴湿处。分布于长江流域以南各地。

采收加工　夏、秋二季茎叶茂盛时采挖，除去泥沙，干燥。

性味归经　辛、微苦，平。归肺、肝经。

功效主治　化痰止咳，清利湿热，活血化瘀。主治新久咳嗽，喘满痰多，湿热黄疸，经闭瘀阻，风湿痹痛，跌打损伤。

用法用量　内服：10～30克，水煎服。

使用注意　服用本品或矮地茶素片，少数患者会引起胃脘部不适等消化道反应。

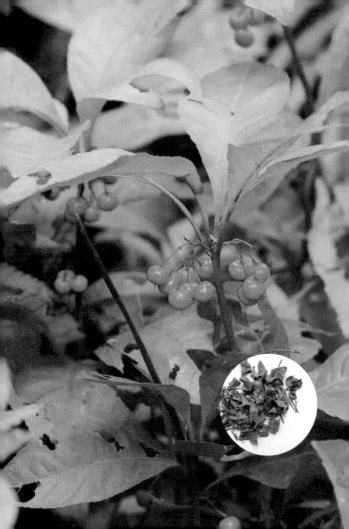

八角茴香

BA JIAO HUI XIANG

别　名　大料、八角、舶茴香、八角香、八角大茴、舶上茴香。

来　源　本品为木兰科植物八角茴香 *Illicium verum* Hook. f.的干燥成熟果实。

生境分布　生长于气候温暖、潮湿、土壤疏松的山地，野生或栽培，栽培品种甚多。分布于福建、台湾、广西、广东、贵州、云南等地。

采收加工　秋、冬二季果实由绿变黄时采摘，置沸水中略烫后干燥或直接干燥。

性味归经　辛，温。归肝、肾、脾、胃经。

功效主治　温阳散寒，理气止痛。主治寒疝腹痛，脘腹冷痛，胃寒呕吐，肾虚腰痛。

用法用量　内服：3～6克，水煎服，或入丸、散。

使用注意　阴虚火旺者慎服。

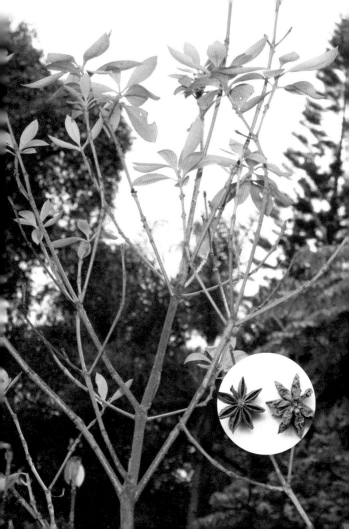

巴豆

别　名　巴果、巴米、刚子、江子、老阳子、双眼龙、猛子仁。

来　源　本品为大戟科植物巴豆 *Croton tiglium* L. 的干燥成熟果实。

生境分布　多为栽培植物；野生于山谷、溪边、旷野，有时也见于密林中。分布于四川、广西、云南、贵州等地。

采收加工　秋季果实成熟时采收，堆置2～3日，摊开，干燥。

性味归经　辛，热；有大毒。归胃、大肠经。

功效主治　外用蚀疮。主治恶疮疥癣，疣痣。

用法用量　外用：适量，研末涂患处，或捣烂以纱布包擦患处。

使用注意　孕妇禁用；不宜与牵牛子同用。生品不作内服。

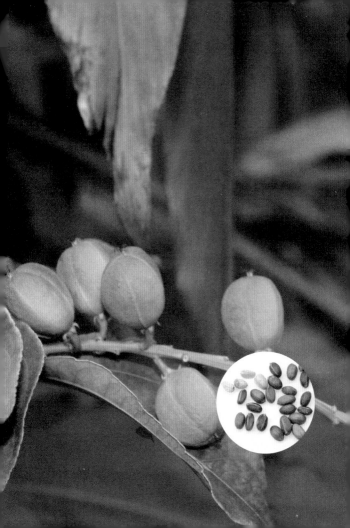

巴戟天

别　名　糠藤、黑藤钻、鸡肠风、兔仔肠、鸡眼藤、三角藤。

来　源　本品为茜草科植物巴戟天 *Morinda officinalis* How 的干燥根。

生境分布　生长于山谷、溪边或林下。分布于广东高要、德庆，广西苍梧等地。

采收加工　全年均可采挖，洗净，除去须根，晒至六七成干，轻轻捶扁，晒干。

性味归经　甘、辛，微温。归肾、肝经。

功效主治　补肾阳，强筋骨，祛风湿。主治阳痿遗精，宫冷不孕，月经不调，少腹冷痛，风湿痹痛，筋骨痿软。

用法用量　内服：3～10克，水煎服。

使用注意　阴虚火旺者不宜单用。

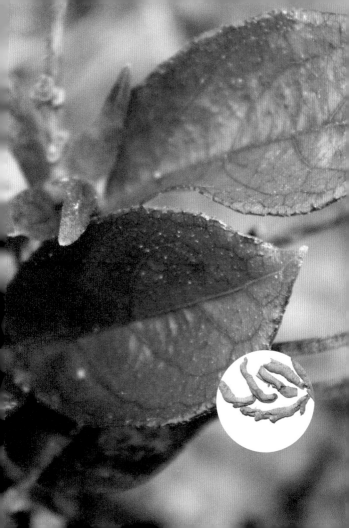

白扁豆

BAI BIAN DOU

别　　名 眉豆、树豆、藤豆、豆、沿篱豆、蛾眉豆、火镰扁豆。

来　　源 本品为豆科植物扁豆*Dolichos lablab* L.的干燥成熟种子。

生境分布 均为栽培品。主要分布于湖南、湖北、安徽、河南等地。

采收加工 秋、冬二季采收成熟果实，晒干，取出种子，再晒干。

性味归经 甘，微温。归脾、胃经。

功效主治 健脾化湿，和中消暑。主治脾胃虚弱，食欲缺乏，大便溏泻，白带过多，暑湿吐泻，胸闷，脘腹胀痛。

用法用量 内服：9～15克，水煎服。

使用注意 多食能壅气，伤寒邪热炽者勿服。患疟者忌用。因含毒性蛋白质，生用有毒，加热毒性大减，故生用研末服宜慎。

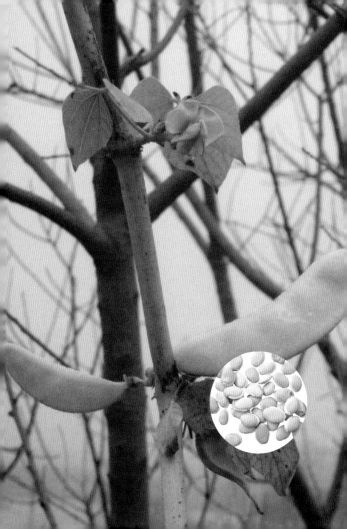

白附子

别　　名　剪刀草、野半夏、玉如意、犁头尖、野慈菇。

来　　源　本品为天南星科植物独角莲 *Typhonium giganteum* Engl.的干燥块茎。

生境分布　生长于山野阴湿处。分布于河南、甘肃、湖北等地。河南产的称禹白附，品质最优。

采收加工　秋季采挖，除去须根及外皮，晒干。

性味归经　辛，温；有毒。归胃、肝经。

功效主治　祛风痰，定惊搐，解毒散结，止痛。主治中风痰壅，口眼㖞斜，语言謇涩，惊风癫痫，破伤风，痰厥头痛，偏正头痛，瘰疬痰核，毒蛇咬伤。

用法用量　内服：3～6克，一般炮制后用。外用：生品适量，捣烂，熬膏或研末以酒调敷患处。

使用注意　孕妇慎用；生品内服宜慎。

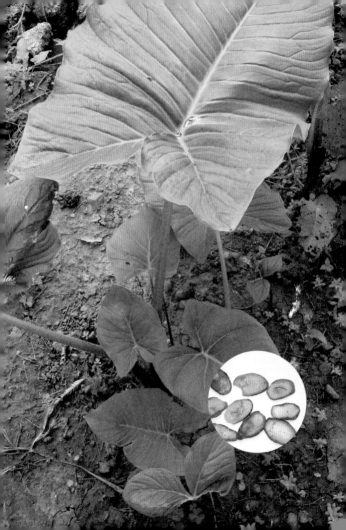

白果

别　名　灵眼、银杏核、公孙树子、鸭脚树子。

来　源　本品为银杏科植物银杏 *Ginkgo biloba* L. 的干燥成熟种子。

生境分布　生长于海拔500～1000米的酸性土壤、排水良好地带的天然林中。全国各地均有栽培，分布于广西、四川、河南、山东等地。以广西产的品质最优。

采收加工　秋季种子成熟时采收，除去肉质外种皮，洗净，稍蒸或略煮后，烘干。

性味归经　甘、苦、涩、平；有毒。归肺、肾经。

功效主治　敛肺定喘，止带缩尿。主治痰多喘咳，带下白浊，尿频遗尿。

用法用量　内服：5～10克，水煎服。

使用注意　生食有毒。

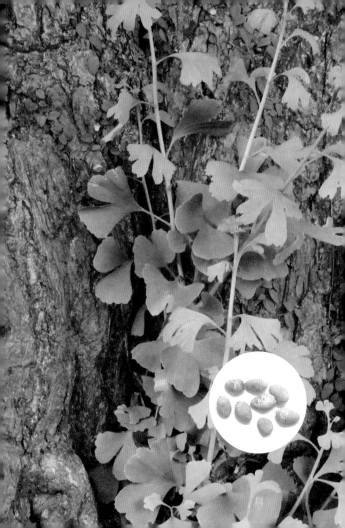

白及

别　　名 甘根、白给、白根、白芨、冰球子、羊角七、白乌儿头。

来　　源 本品为兰科植物白及 *Bletilla striata*（Thunb.）Reichb. f.的干燥块茎。

生境分布 生长于林下阴湿处或山坡草丛中。分布于四川、贵州、湖南、湖北、浙江等地。

采收加工 夏、秋二季采挖，除去须根，洗净，置沸水中煮至无白心，晒至半干，除去外皮，晒干。

性味归经 苦、甘、涩，微寒。归肺、肝、胃经。

功效主治 收敛止血，消肿生肌。主治咯血，吐血，外伤出血，疮疡肿毒，皮肤皲裂。

用法用量 内服：6～15克；研末吞服3～6克。外用：适量。

使用注意 不宜与川乌、制川乌、草乌、制草乌、附子同用。

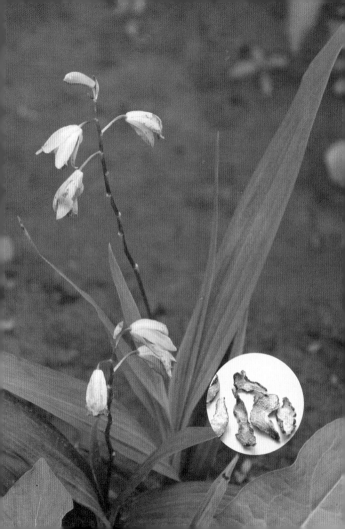

白蔹

别　名　兔核、昆仑、白根、猫儿卵、见肿消、鹅抱蛋、穿山老鼠。

来　源　本品为葡萄科植物白蔹 *Ampelopsis japonica* （Thunb.）Makino的干燥块根。

生境分布　生长于荒山的灌木丛中。分布于东北、华北、华东及河北、陕西、河南、湖北、四川等地。

采收加工　春、秋二季采挖，除去泥沙及细根，切成纵瓣或斜片，晒干。

性味归经　苦，微寒。归心、胃经。

功效主治　清热解毒，消痈散结，敛疮生肌。主治痈疽发背、疔疮、瘰疬、烧烫伤。

用法用量　内服：5～10克，水煎服。外用：适量，煎汤洗或研成极细粉敷患处。

使用注意　不宜与川乌、制川乌、草乌、制草乌、附子同用。

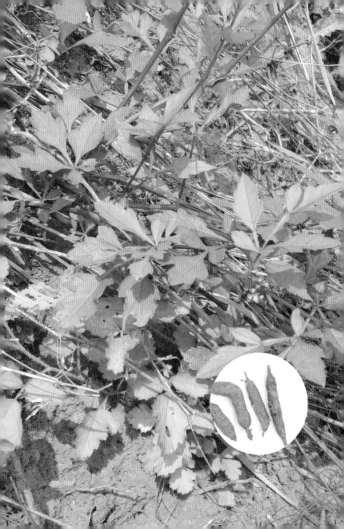

白茅根

别　名　茅根、兰根、茹根、地筋、白茅菅、白花茅根。

来　源　本品为禾本科植物白茅*Imperata cylindrica* Beauv. var. major（Nees）C. E. Hubb. 的干燥根茎。

生境分布　生长于低山带沙质草甸、平原河岸草地、荒漠与海滨。全国大部分地区均产。

采收加工　春、秋二季采挖，洗净，晒干，除去须根及膜质叶鞘，捆成小把。

性味归经　甘，寒。归肺、胃、膀胱经。

功效主治　凉血止血，清热利尿。主治血热吐血，衄血，尿血，热病烦渴，湿热黄疸，水肿尿少，热淋涩痛。

用法用量　内服：9～30克，水煎服。

使用注意　脾胃虚寒、溲多不渴者忌服。

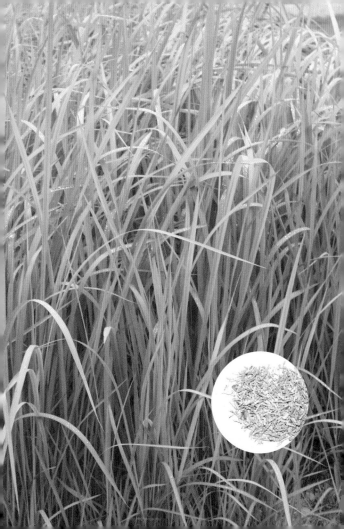

别　　名 石蓝、嗽药、水杨柳、草白前、鹅白前、白马虎。

来　　源 本品为萝藦科植物柳叶白前 *Cynanchum stauntonii*（Decne.）Schltr.ex Lévl.或芫花叶白前 *Cynanchum glaucescens*（Decne.）Hand.-Mazz.的干燥根茎及根。

生境分布 生长于山谷中阴湿处、江边沙碛之上或溪滩。分布于浙江、安徽、江苏等地。湖北、福建、江西、湖南、贵州等地也产。

采收加工 秋季采挖，洗净，晒干。

性味归经 辛、苦，微温。归肺经。

功效主治 降气，消痰，止咳。主治肺气壅实，咳嗽痰多，胸满喘急。

用法用量 内服：3～10克，水煎服。

使用注意 咳喘属气虚不归元者，不宜应用。

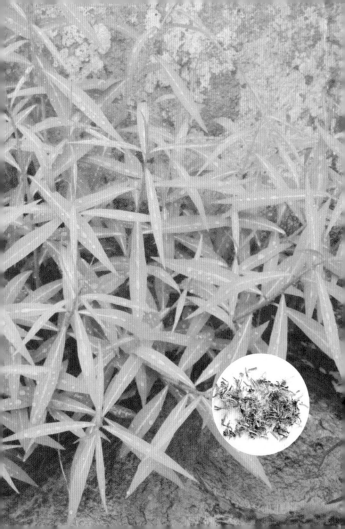

白芍

别　名　白芍、杭芍、生白芍、大白芍、金芍药。

来　源　本品为毛茛科植物芍药*Paeonia lactiflora* Pall.的干燥根。

生境分布　生长于山坡、山谷的灌木丛或草丛中。分布于浙江、安徽、四川、山东等地，河南、湖南、陕西等地也有栽培。

采收加工　夏、秋二季采挖，洗净，除去头尾及细根，置沸水中煮后除去外皮，或去皮后再煮，晒干。

性味归经　苦、酸，微寒。归肝、脾经。

功效主治　养血调经，敛阴止汗，柔肝止痛，平抑肝阳。主治血虚萎黄，月经不调，自汗，盗汗，胁痛，腹痛，四肢挛痛，头痛眩晕。

用法用量　内服：6~15克，水煎服。

使用注意　不宜与藜芦同用。

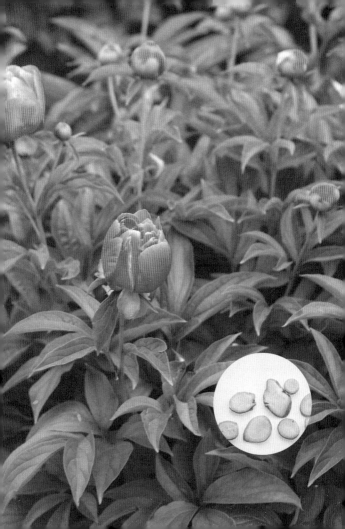

白术

别　名　冬术、浙术、种术、白苶、山蓟、天蓟、山姜、乞力伽。

来　源　本品为菊科植物白术 *Atractylodes macrocephala* Koidz. 的干燥根茎。

生境分布　原生长于山区丘陵地带，野生种在原产地几乎已绝迹。现广为栽培，主要分布于浙江、湖北、湖南等地。以浙江于潜产的最佳，称为"于术"。

采收加工　冬季下部叶枯黄、上部叶变脆时采挖2～3年生的根茎。除去泥沙，烘干或晒干，再除去须根。

性味归经　苦、甘，温。归脾、胃经。

功效主治　健脾益气，燥湿利水，止汗，安胎。主治脾虚食少，腹胀泄泻，痰饮眩悸，水肿，自汗，胎动不安。

用法用量　内服：6～12克，水煎服。

使用注意　本品燥湿伤阴，阴虚内热、津液亏耗者忌用。

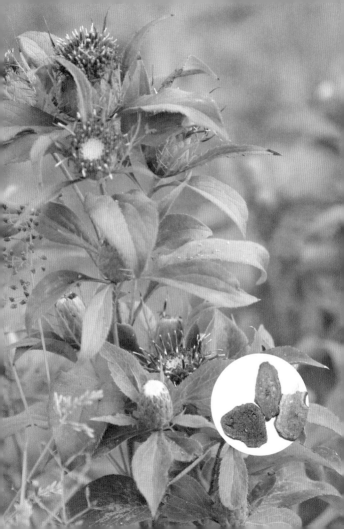

白头翁

BAI TOU WENG

别　名 翁草、白头公、野丈人、老翁花、犄角花、胡王使者。

来　源 本品为毛茛科植物白头翁 *Pulsatilla chinensis*（Bge.）Regel.的干燥根。

生境分布 生长于平原或低山山坡草地、林缘或干旱多岩石的坡地。分布于我国北方各地。

采收加工 春、秋二季采挖，除去泥沙，干燥。

性味归经 苦，寒。归胃、大肠经。

功效主治 清热解毒，凉血止痢。主治热毒血痢，阴痒带下等。

用法用量 内服：9～15克，水煎服。

使用注意 虚寒泻痢者忌服。

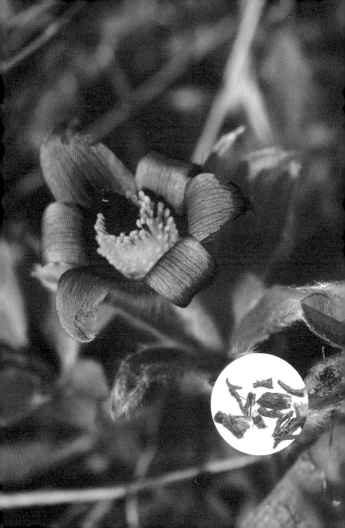

白薇

别　　名 春草、芒草、白微、白幕、薇草、骨美、龙胆白薇。

来　　源 本品为萝藦科植物白薇 *Cynanchum atratum* Bge. 或蔓生白薇 *Cynanchum versicolor* Bge. 的干燥根和根茎。

生境分布 生长于树林边缘或山坡。分布于山东、安徽、辽宁、四川、江苏、浙江、福建、甘肃、河北、陕西等地。

采收加工 春、秋二季采挖，洗净，干燥。

性味归经 苦、咸，寒。归胃、肝、肾经。

功效主治 清热凉血，利尿通淋，解毒疗疮。主治温邪伤营发热，阴虚发热，骨蒸劳热，产后血虚发热，热淋，血淋，痈疽肿毒。

用法用量 内服：5～10克，水煎服。

使用注意 脾胃虚寒、食少便溏者不宜服用。

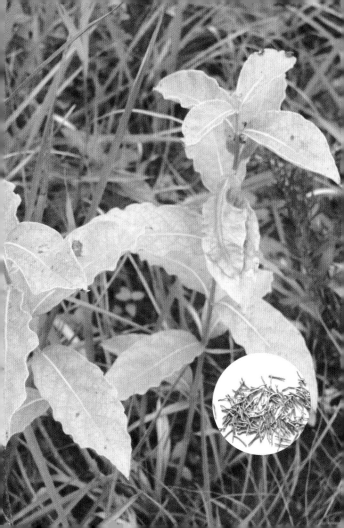

白鲜皮

别　名　藓皮、臭根皮、北鲜皮、白膻皮。

来　源　本品为芸香科植物白鲜 *Dictamnus dasycarpus* Turcz.的干燥根皮。

生境分布　生长于土坡、灌木丛中、森林下及山坡阳坡。分布于辽宁、河北、四川、江苏等地。

采收加工　春、秋二季采挖根部，除去泥沙及粗皮，剥取根皮，干燥。

性味归经　苦，寒。归脾、胃、膀胱经。

功效主治　清热燥湿，祛风解毒。主治湿热疮毒，黄水淋漓，湿疹，风疹，疥癣疮癞，风湿热痹，黄疸尿赤。

用法用量　内服：5～10克，水煎服。外用：适量，煎汤洗或研粉敷。

使用注意　虚寒患者慎用。

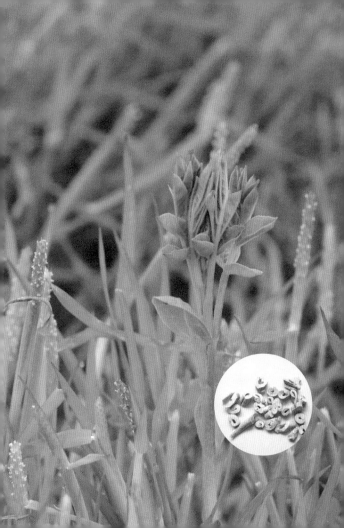

白芷

别　　名　香棒、白臣、番白芷、杭白芷、川白芷、兴安白芷、库页白芷。

来　　源　本品为伞形科植物白芷Angelica dahurica（Fisch. ex Hoffm.）Benth. et Hook. f.或杭白芷Angelica dahurica（Fisch.ex Hoffm.）Benth. et Hook. f. var. formosana（Boiss.）Shan et Yuan的干燥根。

生境分布　生长于山地林缘。分布于四川、浙江、河南、河北、安徽等地。

采收加工　夏、秋二季叶黄时采挖，除去须根和泥沙，晒干或低温干燥。

性味归经　辛，温。归胃、大肠、肺经。

功效主治　解表散寒，祛风止痛，宣通鼻窍，燥湿止带，消肿排脓。主治感冒头痛，眉棱骨痛，鼻塞流涕，鼻衄，鼻渊，牙痛，带下，疮疡肿痛。

用法用量　内服：3～10克，水煎服。

使用注意　阴虚血热者慎服。

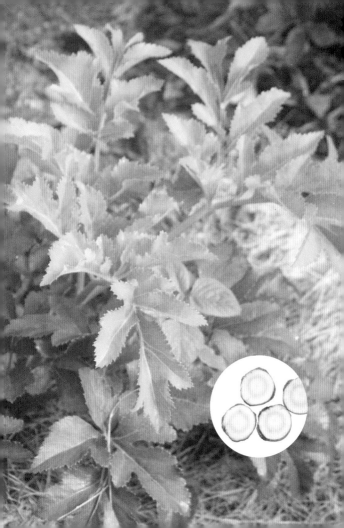

百部

别　名　百奶、肥百部、制百部、百条根、九丛根、一窝虎、野天门冬。

来　源　本品为百部科植物直立百部*Stemona sessilifolia*（Miq.）Miq.、蔓生百部*Stemona japonica*（Bl.）Miq.或对叶百部*Stemona tuberosa* Lour.的干燥块根。

生境分布　生长于阳坡灌木林下或竹林下。分布于安徽、江苏、湖北、浙江、山东等地。

采收加工　春、秋二季采挖，除去须根，洗净，置沸水中略烫或蒸至无白心，取出，晒干。

性味归经　甘、苦，微温。归肺经。

功效主治　润肺下气止咳，杀虫灭虱。主治新久咳嗽，肺痨咳嗽，顿咳；外用于头虱，体虱，蛲虫病，阴痒。蜜百部润肺止咳。主治阴虚劳嗽。

用法用量　内服：3～9克，水煎服。外用：适量，水煎或酒浸。

使用注意　易伤胃滑肠，脾虚便溏者慎服。本品有小毒，过量服用可引起呼吸中枢麻痹。

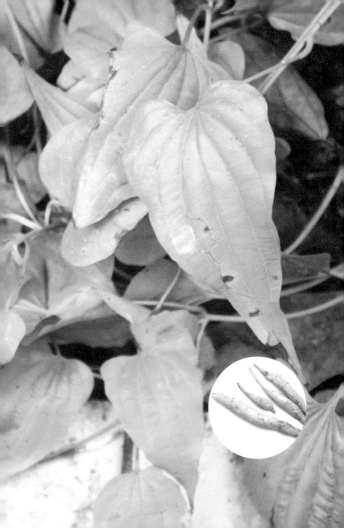

百合

别　名　强瞿、山丹、番韭、倒仙。

来　源　本品为百合科植物卷丹 *Lilium lancifolium* Thunb.、百合 *Lilium brownii* F.E.Brown var. viridulum Baker 或细叶百合 *Lilium pumilum* DC.的干燥肉质鳞茎。

生境分布　生长于山野林内或草丛中。全国大部分地区均产，分布于湖南、浙江、江苏、陕西、四川等地。

采收加工　秋季采挖，洗净，剥取鳞片，置沸水中略烫，干燥。

性味归经　甘，寒。归心、肺经。

功效主治　养阴润肺，清心安神。主治阴虚燥咳，劳嗽咯血，虚烦惊悸，失眠多梦，精神恍惚。

用法用量　内服：6～12克，水煎服。

使用注意　甘寒滑利之品，风寒咳嗽、中寒便溏者忌服。

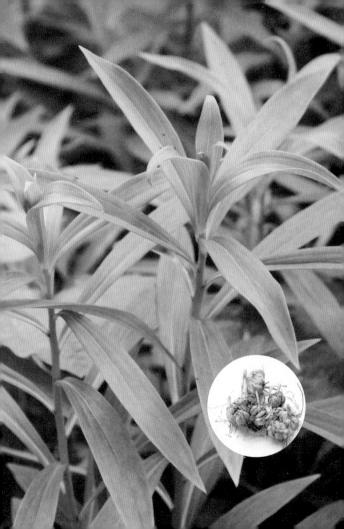

板蓝根

别　名　大靛、菘蓝、大蓝、马蓝、靛根、靛青根、蓝靛根、马蓝根。

来　源　本品为十字花科植物菘蓝 *Isatis indigotica* Fort. 的干燥根。

生境分布　生长于山地林缘较潮湿的地方。野生或栽培。分布于河北、江苏、安徽等地。

采收加工　秋季采挖，除去泥沙，晒干。

性味归经　苦，寒。归心、胃经。

功效主治　清热解毒，凉血利咽。主治温疫时毒，发热咽痛，温毒发斑，痄腮，烂喉丹痧，大头瘟疫，丹毒，痈肿。

用法用量　内服：9～15克，水煎服。

使用注意　脾胃虚寒者忌服。

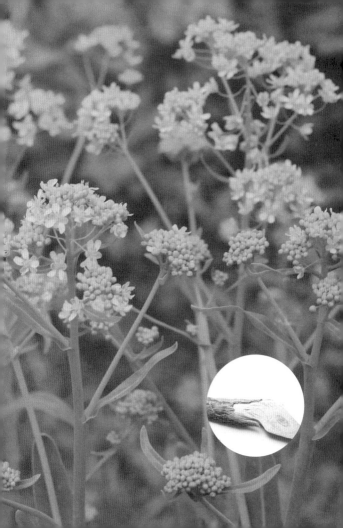

半边莲

别　名 瓜仁草、急解索、长虫草、半边花、细米草、蛇舌草。

来　源 本品为桔梗科植物半边莲*Lobelia chinensis* Lour. 的干燥全草。

生境分布 生长于田埂、草地、沟边、溪边潮湿处。分布于安徽、江苏及浙江等地。

采收加工 夏季采收，除去泥沙，洗净，晒干。

性味归经 辛，平。归心、小肠、肺经。

功效主治 清热解毒，利尿消肿。主治痈肿疔疮，蛇虫咬伤，鼓胀水肿，湿热黄疸，湿疹湿疮。

用法用量 内服：9～15克，水煎服。

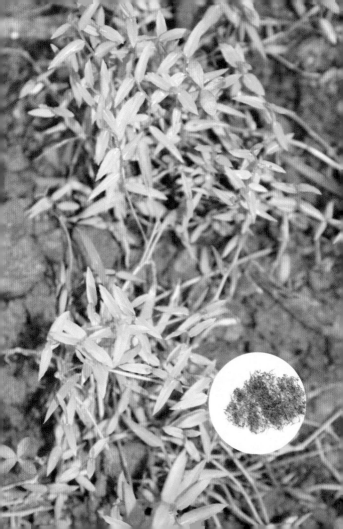

半夏

别　名　地文、示姑、水玉、守田、地茨菇、老黄嘴、野芋头。

来　源　本品为天南星科植物半夏 *Pinellia ternata*（Thunb.）Breit. 的干燥块茎。

生境分布　生长于山坡、路旁、溪边阴湿的草丛中或林下。分布于四川、湖北、江苏、安徽等地。以四川、浙江产的量大质优。

采收加工　夏、秋二季采挖，洗净后除去外皮及其须根，晒干。

性味归经　辛、温；有毒。归脾、胃、肺经。

功效主治　燥湿化痰，降逆止呕，消痞散结。主治湿痰寒痰，咳喘痰多，痰饮眩晕，心悸不宁，痰厥头痛，呕吐反胃，胸脘痞闷，梅核气；外治痈肿痰核。

用法用量　内服：一般炮制后使用，3～9克。外用：适量，磨汁涂或研末以酒调敷患处。

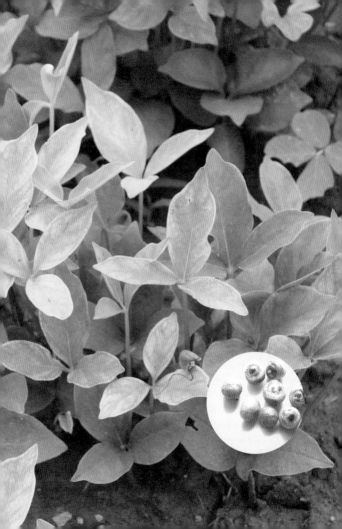

半枝莲

别　　名 半向花、半面花、偏头草、挖耳草、通经草、狭叶韩信草。

来　　源 本品为唇形科植物半枝莲 *Scutellaria barbata* D. Don 的干燥全草。

生境分布 生长于沟旁、田边及路旁潮湿处。分布于江苏、江西、福建、广东、广西等地。

采收加工 夏、秋二季茎叶茂盛时采挖，洗净，晒干。

性味归经 辛、苦，寒。归肺、肝、肾经。

功效主治 清热解毒，化瘀利尿。主治疗疮肿毒，咽喉肿痛，跌仆伤痛，水肿，黄疸，蛇虫咬伤。

用法用量 内服：15～30克，水煎服。

使用注意 孕妇和血虚者慎服。

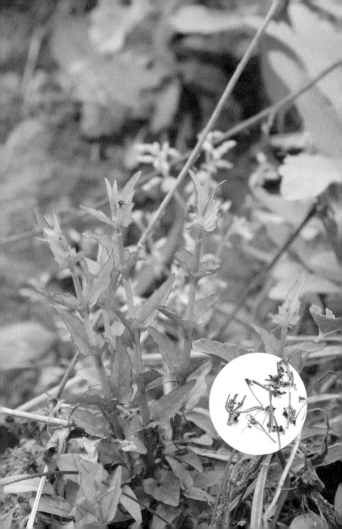

薄荷

别　　名　苏薄荷、水薄荷、仁丹草、蕃荷菜、鱼香草。

来　　源　本品为唇形科植物薄荷 *Mentha haplocalyx* Briq.的干燥地上部分。

生境分布　生长于河旁、山野湿地。全国各地均产，以江苏、浙江、江西为主产区，其中尤以江苏产者为佳。

采收加工　夏、秋二季茎叶茂盛或花开至三轮时，选晴天，分次采割，晒干或阴干。

性味归经　辛，凉。归肺、肝经。

功效主治　疏散风热，清利头目，利咽透疹，疏肝行气。主治风热感冒，风温初起，头痛，目赤，喉痹，口疮，风疹，麻疹，胸胁胀闷。

用法用量　内服：3~6克，后下，水煎服。

使用注意　本品芳香辛散，发汗耗气，故体虚多汗者不宜使用。

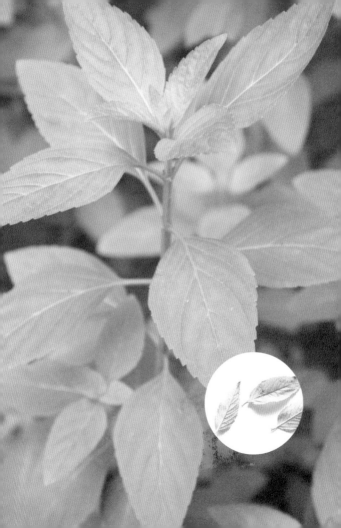

北沙参

别　名　莱阳参、银沙参、海沙参、辽沙参。

来　源　本品为伞形科植物珊瑚菜 *Glehnia littoralis* Fr. Schmidt ex Miq. 的干燥根。

生境分布　生长于海边沙滩，或为栽培。分布于山东、江苏、河北及辽宁等地，以山东莱阳胡城村产者最为著名。

采收加工　夏、秋二季采挖，除去须根，洗净，稍晾，置沸水中烫后，除去外皮，干燥。或洗净直接干燥。

性味归经　甘、微苦，微寒。归肺、胃经。

功效主治　养阴清肺，益胃生津。主治肺热燥咳，干咳少痰，劳嗽痰血，胃阴不足，热病津伤，咽干口渴。

用法用量　内服：5～12克，水煎服。

使用注意　不宜与藜芦同用。

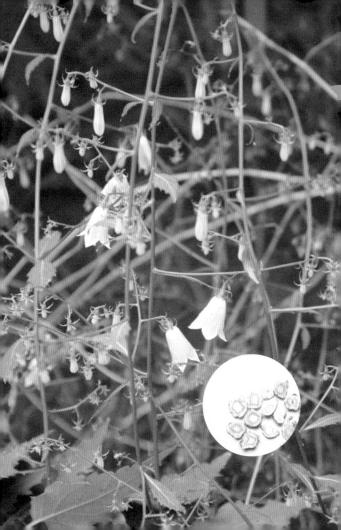

荜茇

别　名　荜拨、椹圣、蛤蒌、鼠尾、荜拨梨、阿梨诃他。

来　源　本品为胡椒科植物荜茇*Piper longum* L.的干燥近成熟或成熟果穗。

生境分布　生长于海拔约600米的疏林中。分布于海南、云南、广东等地。

采收加工　果穗由绿变黑时采收，除去杂质，晒干。

性味归经　辛，热。归胃、大肠经。

功效主治　温中散寒，下气止痛。主治脘腹冷痛，呕吐、泄泻，寒凝气滞，胸痹心痛，头痛，牙痛。

用法用量　内服：1～3克，水煎服。外用：适量，研末塞于龋齿孔中。

使用注意　阴虚火旺者忌内服。

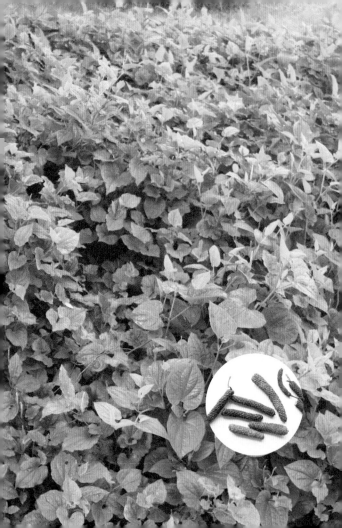

荜澄茄

别 名 澄茄、毕茄、毕澄茄、山鸡椒、野胡椒、毗陵茄子。

来 源 本品为樟科植物山鸡椒 *Litsea cubeba*（Lour.）Pers.的干燥成熟果实。

生境分布 生长于向阳丘陵和山地的灌木丛或疏林中。分布于广东、广西、四川、湖南、湖北等地。

采收加工 秋季果实成熟时采收，除去杂质，晒干。

性味归经 辛，温。归脾、胃、肾、膀胱经。

功效主治 温中散寒，行气止痛。主治胃寒呕逆，脘腹冷痛，寒疝腹痛，寒湿瘀滞，小便浑浊。

用法用量 内服：1～3克，水煎服。

使用注意 辛温助火，阴虚有热及热证者忌用。

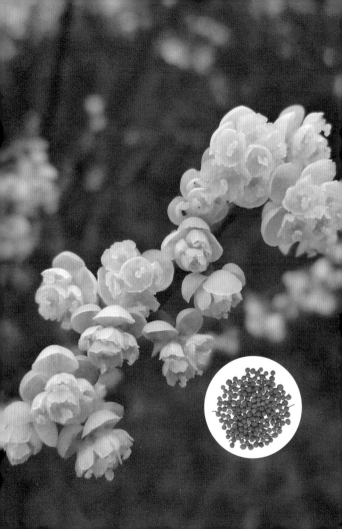

萹蓄

别　　名　萹竹、竹节草、地萹蓄、萹蓄蓼、大蓄片。

来　　源　本品为蓼科植物萹蓄 *Polygonum aviculare* L. 的干燥地上部分。

生境分布　生长于路旁、田野，野生或栽培。全国大部分地区均产，分布于河南、四川、浙江、湖南、山东、吉林、河北等地。

采收加工　夏季叶茂盛时采收，除去根和杂质，晒干。

性味归经　苦，微寒。归膀胱经。

功效主治　利尿通淋，杀虫，止痒。主治热淋涩痛，小便短赤，虫积腹痛，皮肤湿疹，阴痒带下。

用法用量　内服：9～15克，水煎服。外用：适量，煎洗患处。

使用注意　脾虚者慎用。

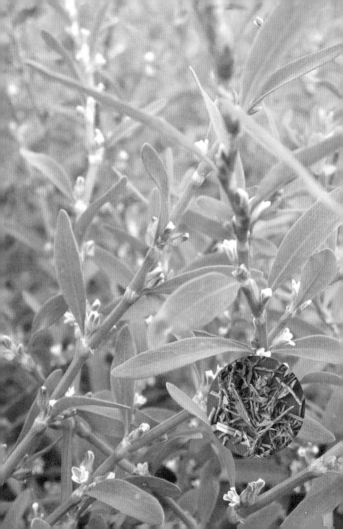

槟榔

别　　名　仁频、宾门、槟榔玉、白槟榔、橄榄子、槟榔子、大腹槟榔、宾门药饯。

来　　源　本品为棕榈科植物槟榔*Areca catechu* L.的干燥成熟种子。

生境分布　生长于阳光较充足的林间或林边。分布于海南、福建、云南、广西、台湾等地。

采收加工　春末至秋初采收成熟果实，用水煮后，干燥，剥去果皮，取出种子，干燥。

性味归经　苦、辛，温。归胃、大肠经。

功效主治　杀虫消积，行气利水，截疟。主治绦虫病、蛔虫病、姜片虫病，虫积腹痛，积滞泻痢，里急后重，水肿脚气，疟疾。

用法用量　内服：3～10克，水煎服；驱杀绦虫、姜片虫时30～60克。

使用注意　脾虚便溏或气虚下陷者忌用。

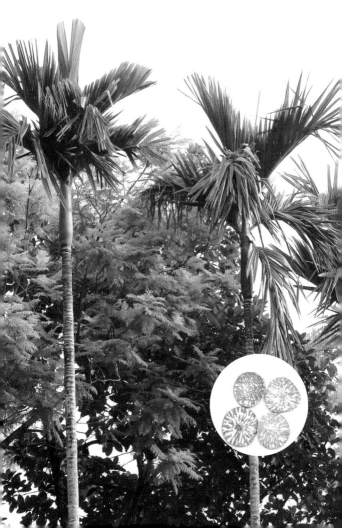

补骨脂

别　　名 骨脂、故子、故纸、故脂子、破故脂、破故纸、破骨子。

来　　源 本品为豆科植物补骨脂 *Psoralea corylifolia* L.的干燥成熟果实。

生境分布 生长于山坡、溪边、田边。主要分布于河南、四川两省，陕西、山西、江西、安徽、广东、贵州等地也有分布。

采收加工 秋季果实成熟时采收果序，晒干，搓出果实，除去杂质。

性味归经 辛、苦，温。归肾、脾经。

功效主治 温肾助阳，纳气平喘，温脾止泻；外用消风祛斑。主治肾阳不足，阳痿遗精，遗尿尿频，腰膝冷痛，肾虚作喘，五更泄泻；外用治白癜风，斑秃。

用法用量 内服：6～10克，水煎服。外用：20%～30%酊剂涂患处。

使用注意 本品温燥，伤阴助火，故阴虚火旺、大便秘结者不宜用。外用治白癜风，在局部用药后，应照射日光5～10分钟，弱光可照20分钟，紫外线可照2～5分钟，之后洗去药液，以防起疱。可连续使用数月。如发生红斑、水疱，应暂停用药，待恢复后可继续使用。

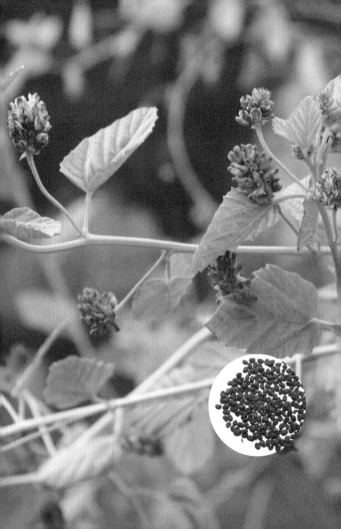

苍术

别　　名　赤术、青术、仙术。

来　　源　本品为菊科植物茅苍术 *Atractylodes lancea*（Thunb.）DC.或北苍术 *Atractylodes chinensis*（DC.）Koidz.的干燥根茎。

生境分布　生长于山坡、林下及草地。茅苍术分布于江苏、湖北、河南等地，以产于江苏茅山一带者质量最好。北苍术分布于河北、山西、陕西等地。

采收加工　春、秋二季采挖，除去泥沙，晒干，摘去须根。

性味归经　辛、苦，温。归脾、胃、肝经。

功效主治　燥湿健脾，祛风散寒，明目。主治湿阻中焦，脘腹胀满，泄泻，水肿，脚气痿躄，风湿痹痛，风寒感冒，夜盲，眼目昏涩。

用法用量　内服：3～9克，水煎服。

使用注意　阴虚内热、津液亏虚、表虚多汗者禁服。

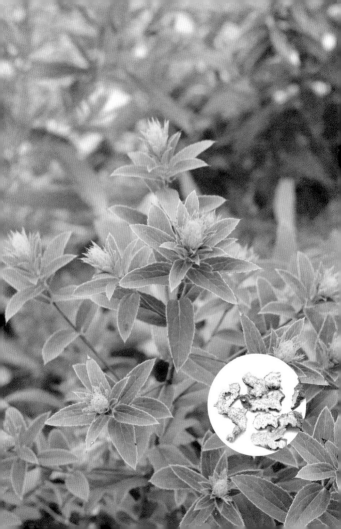

草豆蔻

别　名　偶子、草蔻、草蔻仁。

来　源　本品为姜科植物草豆蔻*Alpinia katsumadai* Hayata 的干燥近成熟种子。

生境分布　生长于林缘、灌木丛或山坡草丛中。分布于广东、广西等地。

采收加工　夏、秋二季采收，晒至九成干，或用水略烫，晒至半干，除去果皮，取出种子团，晒干。

性味归经　辛，温。归脾、胃经。

功效主治　燥湿行气，温中止呕。主治寒湿内阻，脘腹胀满冷痛，嗳气呕逆，不思饮食。

用法用量　内服：3~6克，水煎服。

使用注意　阴虚血少者禁服。

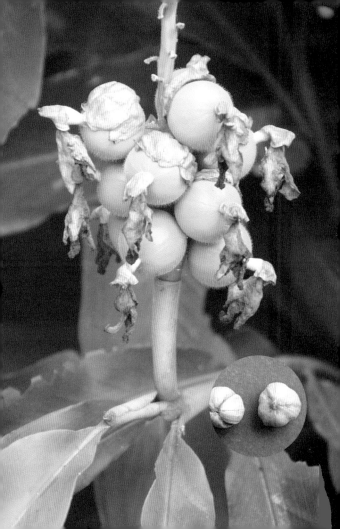

草乌

别　　名　鸭头、乌头、乌喙、奚毒、药羊蒿、鸡头草、百步草、断肠草。

来　　源　本品为毛茛科植物北乌头 *Aconitum kusnezoffii* Reichb.的干燥块根。

生境分布　生长于海拔400～2000米处山坡草地或疏林中。分布于东北、内蒙古、河北、山西等地。

采收加工　秋季茎叶枯萎时采挖，除去须根和泥沙，干燥。

性味归经　辛、苦，热；有大毒。归心、肝、肾、脾经。

功效主治　祛风除湿，温经止痛。主治风寒湿痹，关节疼痛，心腹冷痛，寒疝作痛及麻醉止痛。

用法用量　内服：3～6克，水煎服或入丸、散。外用：适量，研末调敷或用醋、酒磨涂。内服须炮制后用，入汤剂应先煎1～2小时，以减低毒性。

使用注意　生品内服宜慎；孕妇禁用；不宜与半夏、瓜蒌、瓜蒌子、瓜蒌皮、天花粉、川贝母、浙贝母、平贝母、伊贝母、湖北贝母、白蔹、白及同用。

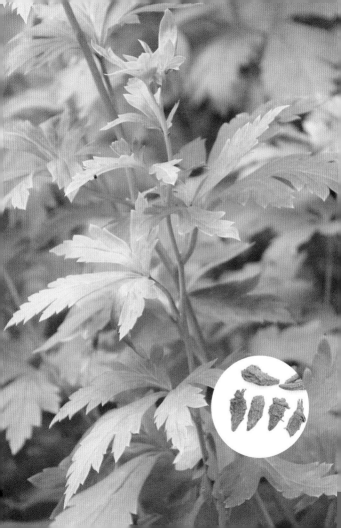

柴胡

别　　名　地熏、茈胡、山菜、茹草、柴草。

来　　源　本品为伞形科植物柴胡*Bupleurum chinense* DC.或狭叶柴胡*Bupleurum scorzonerifolium* Willd.的干燥根。按性状不同，分别习称"北柴胡"及"南柴胡"。

生境分布　生长于较干燥的山坡、林中空隙地、草丛、路边、沟边。柴胡分布于辽宁、甘肃、河北、河南等地，狭叶柴胡分布于江苏、湖北、四川。

采收加工　春、秋二季采挖，除去茎苗和泥土，晒干。

性味归经　辛、苦，微寒。归肝、胆、肺经。

功效主治　疏散退热，疏肝解郁，升举阳气。主治感冒发热，寒热往来，胸胁胀痛，月经不调，子宫脱垂，脱肛。

用法用量　内服：3～10克，水煎服。

使用注意　肝阳上亢、肝风内动、阴虚火旺、气机上逆者慎用。

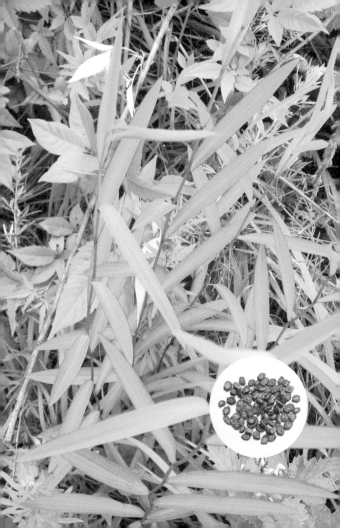

车前草

别　　名　车轮菜、猪肚菜、灰盆草、车轱辘菜。

来　　源　本品为车前科植物车前*Plantago asiatica* L.或平车前*Plantago depressa* Willd.的干燥全草。

生境分布　见"车前子"项下。

采收加工　夏季采挖，除去泥沙，晒干。

性味归经　甘，寒。归肝、肾、肺、小肠经。

功效主治　清热利尿通淋，祛痰，凉血，解毒。主治热淋涩痛，水肿尿少，暑湿泄泻，痰热咳嗽，吐血衄血，痈肿疮毒。

用法用量　内服：9～30克，水煎服。

使用注意　凡内伤劳倦、阳气下陷、肾虚精滑及内无湿热者慎服。

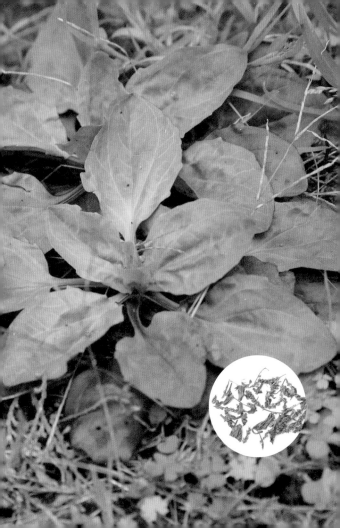

沉香

别　　名　蜜香、沉水香。

来　　源　本品为瑞香科植物白木香 *Aquilaria sinensis* （Lour.）Gilg含有树脂的木材。

生境分布　生长于中海拔山地、丘陵地。分布于海南、广东、云南、台湾等地。

采收加工　全年均可采收，割取含树脂的木材，除去不含树脂的部分，阴干。

性味归经　辛、苦，微温。归脾、胃、肾经。

功效主治　行气止痛，温中止呕，纳气平喘。主治胸腹胀闷疼痛，胃寒呕吐呃逆，肾虚气逆喘急。

用法用量　内服：1～5克，后下，水煎服。

使用注意　阴虚火旺、气虚下陷者慎用。

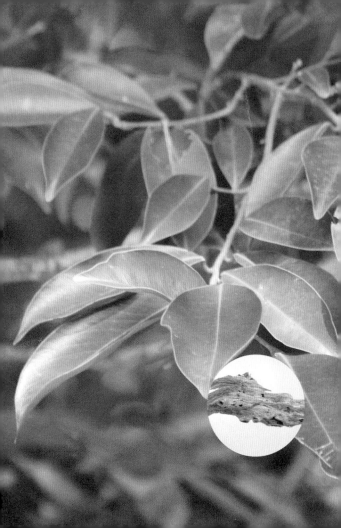

陈皮

CHEN PI

别　　名　橘皮、贵老、柑皮、红皮、黄橘皮、广橘皮、新会皮、广陈皮。

来　　源　本品为芸香科植物橘 *Citrus reticulata* Blanco 及其栽培变种的干燥成熟果皮。药材分为"陈皮"和"广陈皮"。

生境分布　栽培于丘陵、低山地带、江河湖泊沿岸或平原。分布于广东、福建、四川、重庆、浙江、江西、湖南等地。其中以广东新会、四会、广州近郊产者质佳，以四川、重庆等地产量大。

采收加工　采摘成熟果实，剥取果皮，晒干或低温干燥。

性味归经　苦、辛，温。归肺、脾经。

功效主治　理气健脾，燥湿化痰。主治脘腹胀满，食少吐泻，咳嗽痰多。

用法用量　内服：3～10克，水煎服。

使用注意　气虚体燥、阴虚燥咳、吐血及内有实热者慎服。

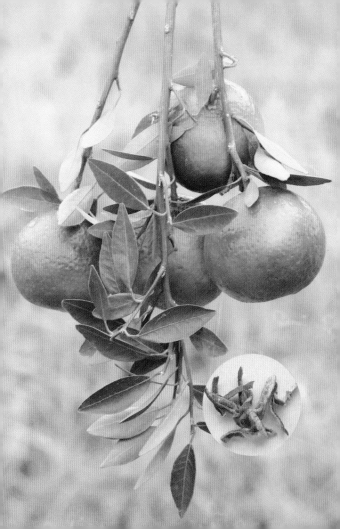

赤芍

别　　名　赤芍、木芍药、红芍药、臭牡丹根。

来　　源　本品为毛茛科植物川赤芍 *Paeonia veitchii* Lynch 或芍药 *Paeonia lactiflora* Pall.的干燥根。

生境分布　生长于山坡林下草丛中及路旁。分布于内蒙古、四川及东北各地。

采收加工　春、秋二季采挖，除去根茎、须根及泥沙，晒干。

性味归经　苦，微寒。归肝经。

功效主治　清热凉血，散瘀止痛。主治热入营血，温毒发斑，吐血衄血，目赤肿痛，肝郁胁痛，经闭痛经，癥瘕腹痛，跌仆损伤，痈肿疮疡。

用法用量　内服：6~12克，水煎服。

使用注意　不宜与藜芦同用。

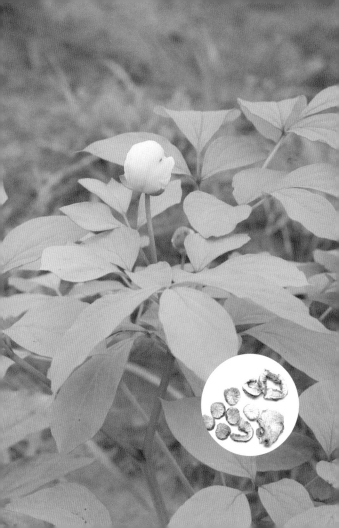

赤小豆

别　　名　赤豆、红小豆、野赤豆。

来　　源　本品为豆科植物赤小豆 *Vigna umbellata* Ohwi et Ohashi 或赤豆 *Vigna angularis* Ohwi et Ohashi 的干燥成熟种子。

生境分布　全国各地普遍栽培。分布于吉林、北京、天津、河北、陕西、山东、安徽、江苏、浙江、江西、广东、四川等地。

采收加工　秋季果实成熟而未开裂时拔取全株，晒干，打下种子，除去杂质，再晒干。

性味归经　甘、酸，平。归心、小肠经。

功效主治　利水消肿，解毒排脓。主治水肿胀满，脚气浮肿，黄疸尿赤，风湿热痹，痈肿疮毒，肠痈腹痛。

用法用量　内服：9～30克，水煎服。外用：适量，研末调敷。

使用注意　阴虚津伤者慎服。

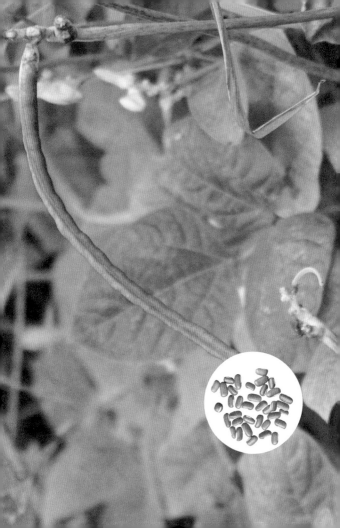

川贝母

别　名　川贝、青贝、松贝、炉贝。

来　源　本品为百合科植物川贝母 *Fritillaria cirrhosa* D. Don、暗紫贝母 *Fritillaria unibracteata* Hsiao et K. C. Hsia、甘肃贝母 *Fritillaria przewalskii* Maxim.、梭砂贝母 *Fritillaria delavayi* Franch.、太白贝母 *Fritillaria taipaiensis* P. Y. Li 或瓦布贝母 *Fritillaria unibracteata* Hsiao et K. C. Hsia var.wabuensis（S. Y. Tang et S. C. Yue）Z. D. Liu，S. Wang et S. C. Chen 的干燥鳞茎。按性状不同分别习称"松贝""青贝""炉贝"和"栽培品"。

生境分布　生长于海拔3200～4500米的草地上。分布于四川、青海等地。

采收加工　夏、秋二季或积雪融化时，采挖地下鳞茎，除去须根、粗皮及泥沙，晒干或低温干燥。

性味归经　苦、甘，微寒。归肺、心经。

功效主治　清热润肺，化痰止咳，散结消痈。主治肺热燥咳，干咳少痰，阴虚劳嗽，咳痰带血，瘰疬，乳痈，肺痈。

用法用量　内服：3～10克，水煎服；研末冲服，每次1～2克。

使用注意　不宜与川乌、制川乌、草乌、制草乌、附子同用。

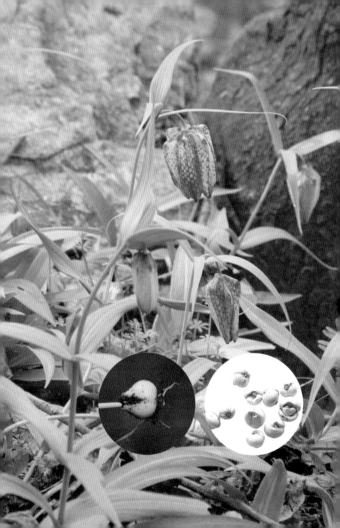

川楝子

别　名　楝实、楝子、仁枣、金铃子、苦楝子、石茱萸、川楝实、川楝树子。

来　源　本品为楝科植物川楝*Melia toosendan* Sieb. et Zucc.的干燥成熟果实。

生境分布　生长于丘陵、田边；有栽培。我国南方各地均产，以四川产者为佳。

采收加工　冬季果实成熟时采收，除去杂质，干燥。

性味归经　苦，寒；有小毒。归肝、小肠、膀胱经。

功效主治　疏肝泄热，行气止痛，杀虫。主治肝郁化火，胸胁、脘腹胀痛，疝气疼痛，虫积腹痛。

用法用量　内服：5～10克，水煎服。外用：适量，研末调涂。

使用注意　本品有毒，不宜过量或持续服用。脾胃虚寒者慎用。

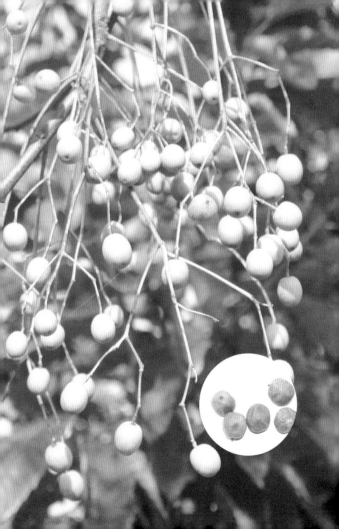

川木通

别　名　花木通、油木通、白木通、山铁线莲。

来　源　本品为毛茛科植物小木通 *Clematis armandii* Franch.或绣球藤 *Clematis montana* Buch.-Ham.的干燥藤茎。

生境分布　生长于海拔1200～4000米的山坡、山谷灌木林中、林边或沟旁。分布于陕西南部、宁夏南部、甘肃南部、安徽、江西、福建北部、台湾、河南西部、湖北西部、湖南、四川、贵州、云南、西藏南部等地。

采收加工　春、秋二季采挖，除去粗皮，晒干，或趁鲜切成薄片，晒干。

性味归经　苦，寒。归心、小肠、膀胱经。

功效主治　利尿通淋，清心除烦，通经下乳。主治淋证，水肿，心烦尿赤，口舌生疮，经闭乳少，湿热痹痛。

用法用量　内服：3～6克，水煎服。

使用注意　精滑遗尿、小便过多者及孕妇禁服。

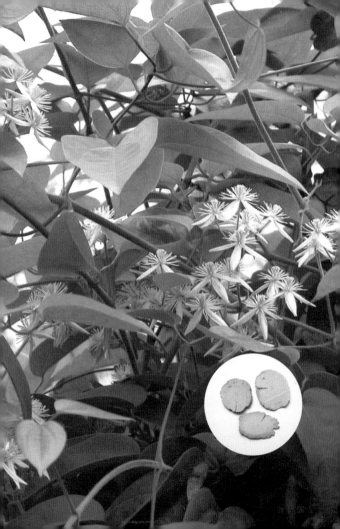

川木香

别　　名　铁杆木香、槽子木香。

来　　源　本品为菊科植物川木香 *Vladimiria souliei*（Franch.）Ling 或灰毛川木香 *Vladimiria souliei*（Franch.）Ling var.cinerae Ling 的干燥根。

生境分布　生长于海拔3000米以上的高山草地。主要分布于四川。

采收加工　秋季采挖，除去须根、泥沙及根头上的胶状物，干燥。

性味归经　辛、苦，温。归脾、胃、大肠、胆经。

功效主治　行气止痛。主治胸胁、脘腹胀痛，肠鸣腹泻，里急后重。

用法用量　内服：3～9克，水煎服。

使用注意　孕妇慎服。

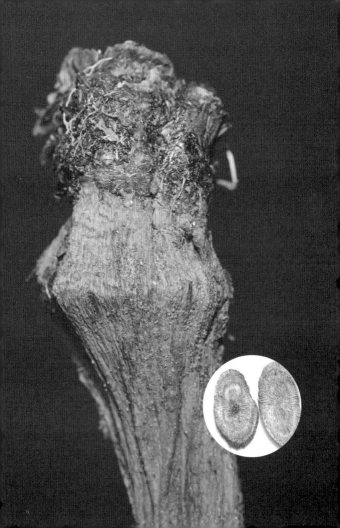

川牛膝

别　名　甜牛膝、大牛膝、白牛膝、拐牛膝、龙牛膝、天全牛膝。

来　源　本品为苋科植物川牛膝 *Cyathula officinalis* Kuan 的干燥根。

生境分布　生长于林缘、草丛中或栽培。分布于四川。贵州、云南等地也产。

采收加工　秋、冬二季采挖，除去芦头、支根及须根，去净泥土，炕或晒至半干，堆放回润，再炕干或晒干。

性味归经　甘、微苦，平。归肝、肾经。

功效主治　逐瘀通经，通利关节，利尿通淋。主治血瘀经闭，癥瘕积聚，胞衣不下，跌仆损伤，风湿痹痛，足痿痉挛，尿血血淋。

用法用量　内服：5~10克，水煎服。

使用注意　孕妇慎用。

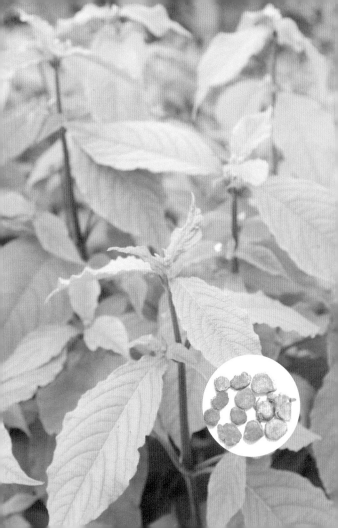

川射干

别　名　蓝蝴蝶、土知母、铁扁担、扇把草。

来　源　本品为鸢尾科植物鸢尾*Iris tectorum* Maxim.的干燥根茎。

采收加工　全年均可采挖。除去根及泥沙，干燥。

性味归经　苦，寒。归肺经。

功效主治　清热解毒，祛痰，利咽。主治热毒痰火郁结，咽喉肿痛，痰涎壅盛，咳痰气喘。

用法用量　内服：6～10克，水煎服。

使用注意　脾虚便溏者及孕妇禁服。

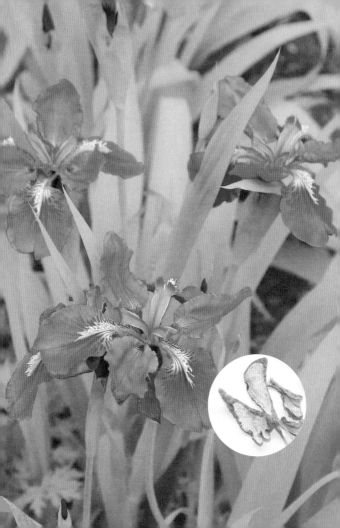

川乌

别　名　铁花、五毒、鹅儿花。

来　源　本品为毛茛科植物乌头*Aconitum carmichaelii* Debx.的干燥母根。

生境分布　生长于山地草坡或灌木丛中。主要分布于四川、陕西等地。

采收加工　6月下旬至8月上旬采挖，除去子根、须根及泥沙，晒干。

性味归经　辛、苦，热；有大毒。归心、肝、肾、脾经。

功效主治　祛风除湿，温经止痛。主治风寒湿痹，关节疼痛，心腹冷痛，寒疝疼痛及麻醉止痛。

用法用量　内服：1.5～3克，水煎服，一般炮制后用。

使用注意　生品内服宜慎；孕妇禁用；不宜与半夏、瓜蒌、瓜蒌子、瓜蒌皮、天花粉、川贝母、浙贝母、平贝母、伊贝母、湖北贝母、白蔹、白及同用。

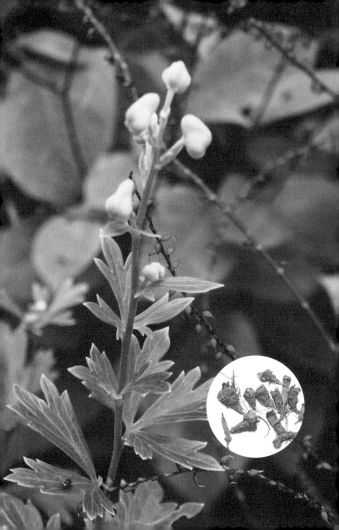

川芎

别　名　芎䓖、小叶川芎。

来　源　本品为伞形科植物川芎 *Ligusticum chuanxiong* Hort. 的干燥根茎。

生境分布　生长于向阳山坡或半阳山的荒地或水地，以及土质肥沃、排水良好的沙壤土。分布于四川省的灌县、崇庆、温江，栽培历史悠久，野生者较少，为道地药材。西南及北方大部地区也有栽培。

采收加工　夏季当茎上的节盘显著突出，并略带紫色时采挖，除去泥沙，晒后烘干，再去须根。

性味归经　辛，温。归肝、胆、心包经。

功效主治　活血行气，祛风止痛。主治胸痹心痛，胸胁刺痛，跌仆肿痛，月经不调，经闭痛经，癥瘕肿块，脘腹疼痛，头痛眩晕，风湿痹痛。

用法用量　内服：3～10克，水煎服。

使用注意　性偏温燥，且有升散作用，阴虚火旺、舌红津少口干者不宜应用，月经过多者也应慎用。

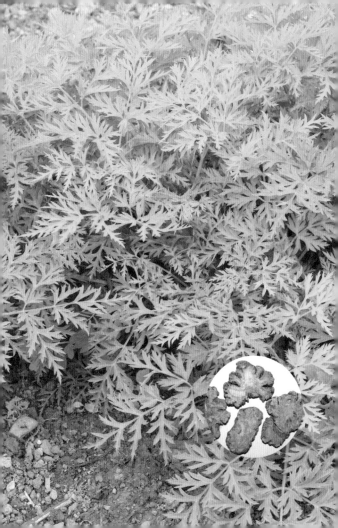

穿心莲

CHUAN XIN LIAN

别　名　一见喜、榄核莲、苦胆草、四方莲、斩蛇剑、日行千里、圆锥须药草。

来　源　本品为爵床科植物穿心莲 *Andrographis paniculata*（Burm. f.）Nees 的干燥地上部分。

生境分布　生长于湿热的丘陵、平原地区。华南、华东、西南地区均有栽培。

采收加工　秋初茎叶茂盛时采割，晒干。

性味归经　苦，寒。归心、肺、大肠、膀胱经。

功效主治　清热解毒，凉血消肿。主治感冒发热，咽喉肿痛，口舌生疮，顿咳劳嗽，泄泻痢疾，热淋涩痛，痈肿疮疡，蛇虫咬伤。

用法用量　内服：6～9克，水煎服。外用：适量。

使用注意　脾胃虚寒者不宜用。

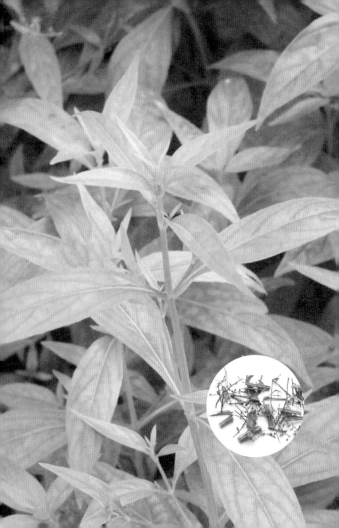

刺五加

别　　名　五谷皮、南五加皮、红五加皮。

来　　源　本品为五加科植物刺五加*Acanthopanax senticosus*（Rupr. et Maxim.）Harms的干燥根和根茎或茎。

生境分布　生长于山地林下及林缘。分布于东北地区及河北、北京、山西、河南等地。

采收加工　春、秋二季采收，洗净，干燥。

性味归经　辛、微苦，温。归脾、肾、心经。

功效主治　益气健脾，补肾安神。主治脾肺气虚，体虚乏力，食欲缺乏，肺肾两虚，久咳虚喘，肾虚腰膝酸痛，心脾不足，失眠多梦。

用法用量　内服：9～27克，水煎服。

使用注意　阴虚火旺者慎服。

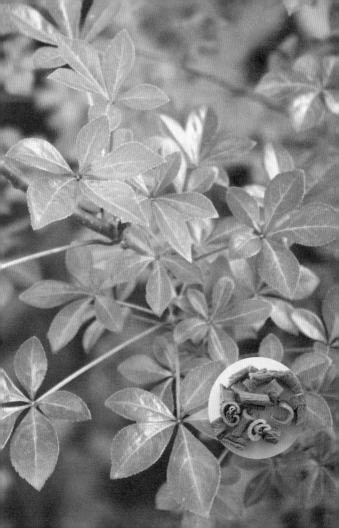

大蓟

别　名　马蓟、刺蓟、虎蓟、鸡项草、山牛蒡、鸡脚刺、野红花。

来　源　本品为菊科植物蓟*Cirsium japonicum* Fisch. ex DC.的干燥地上部分。

生境分布　生长于山野、路旁、荒地。全国大部分地区均产。

采收加工　夏、秋二季花开时割取地上部分，除去杂质，晒干。

性味归经　甘、苦，凉。归心、肝经。

功效主治　凉血止血，散瘀解毒消痈。主治衄血，吐血，尿血，便血，崩漏，外伤出血，痈肿疮毒。

用法用量　内服：9～15克，水煎服。

使用注意　虚寒性出血者不宜用。

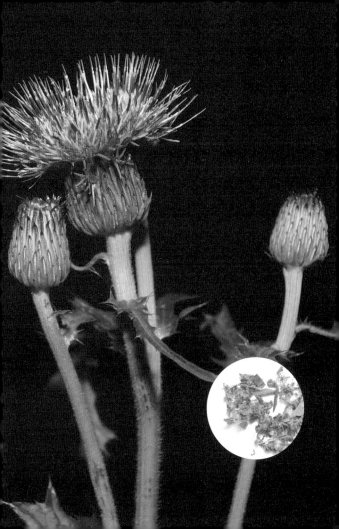

大腹皮

别　　名　茯毛、槟榔皮、大腹毛、槟榔衣、大腹绒。

来　　源　本品为棕榈科植物槟榔*Areca catechu* L.的干燥果皮。

生境分布　生长于无低温地区和潮湿疏松肥沃的土壤、高环山梯田。主要分布于海南、广西、云南等地。

采收加工　冬季至次春采收未成熟的果实，煮后干燥，纵剖两瓣，剥取果皮，习称"大腹皮"；春末至秋初采收成熟果实，煮后干燥，剥取果皮，打松，晒干，习称"大腹毛"。

性味归经　辛，微温。归脾、胃、大肠、小肠经。

功效主治　行气宽中，行水消肿。主治湿阻气滞，脘腹胀闷，大便不爽，水肿胀满，脚气浮肿，小便不利。

用法用量　内服：5～10克，水煎服。

使用注意　本品辛散耗气，气虚者慎用。

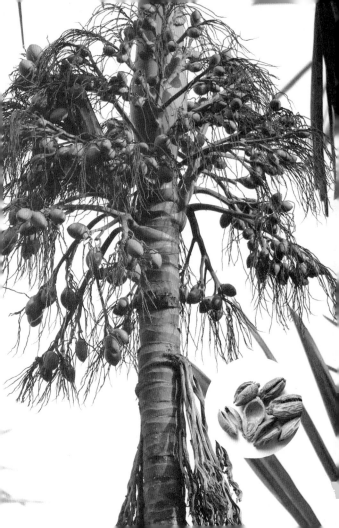

大黄

别　　名　将军、川军、锦文、锦纹、锦纹大黄、雅黄。

来　　源　本品为蓼科植物掌叶大黄*Rheum palmatum* L.、药用大黄*Rheum officinale* Baill.或唐古特大黄*Rheum tanguticum* Maxim. ex Balf.的干燥根或根茎。

生境分布　生长于山地林缘半阴湿的地方。主要分布于四川、甘肃、青海、西藏等地。

采收加工　秋末茎叶枯萎或次春发芽前采挖，除去细根，刮去外皮，切瓣或段，绳穿成串干燥或直接干燥。

性味归经　苦，寒。归脾、胃、大肠、肝、心包经。

功效主治　泻下攻积，清热泻火，凉血解毒，逐瘀通经，利湿退黄。主治实热积滞便秘，湿热痢疾，肠痈腹痛，黄疸尿赤，淋证，水肿，血热吐衄，目赤咽肿，痈肿疔疮，瘀血经闭，产后瘀阻，跌仆损伤；外治烧烫伤。

用法用量　内服：3～15克，水煎服；用于泻下，不宜久煎。外用：适量，研末敷于患处。

使用注意　孕妇及月经期、哺乳期妇女慎用。

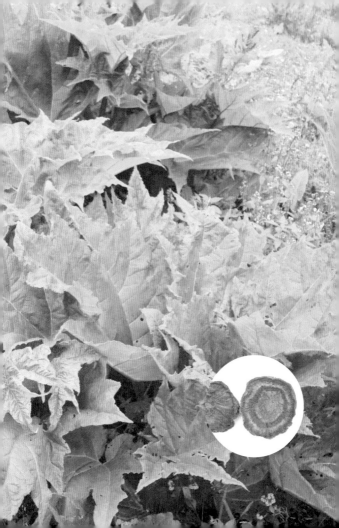

大血藤

别　名　红藤、血藤、红皮藤。

来　源　本品为木通科植物大血藤 *Sargentodoxa cuneata*（Oliv.）Rehd. et Wils.的干燥藤茎。

生境分布　生长于林下、溪边。分布于河南、安徽、江苏、浙江、江西、福建、广东、广西、湖南、湖北、四川、贵州、陕西等地。

采收加工　秋、冬二季采收，除去侧枝，截段，干燥。

性味归经　苦，平。归大肠、肝经。

功效主治　清热解毒，活血，祛风止痛。主治肠痈腹痛，热毒疮疡，经闭，痛经，风湿痹痛，跌仆肿痛。

用法用量　内服：9～15克，水煎服。

使用注意　孕妇慎服。

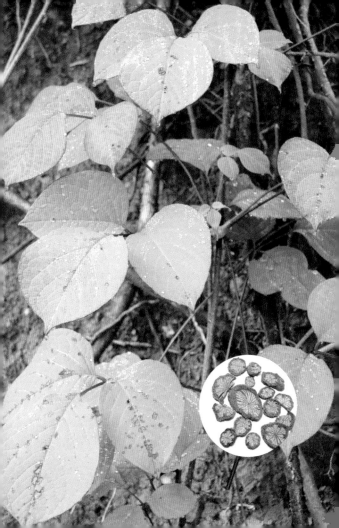

大枣

别　名 红枣、干枣、枣子。

来　源 本品为鼠李科植物枣 *Ziziphus jujuba* Mill.的干燥成熟果实。

生境分布 生长于海拔1700米以下的山区、丘陵或平原，全国各地均有栽培。分布于河南、河北、山东、陕西等地。

采收加工 秋季果实成熟时采收，晒干。

性味归经 甘，温。归脾、胃、心经。

功效主治 补中益气，养血安神。主治脾虚食少，乏力便溏，妇人脏躁。

用法用量 内服：6～15克，水煎服。

使用注意 实热、湿热、痰热诸疾患者均不宜。

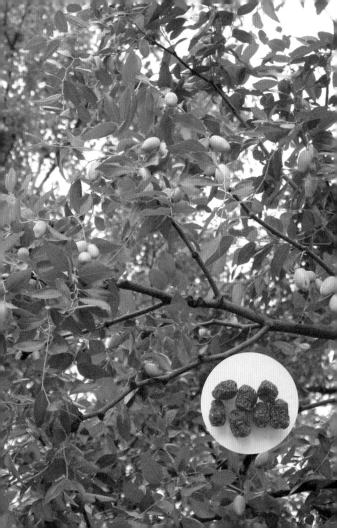

丹参

别　名　赤参、山参、红参、郄蝉草、木羊乳、奔马草、活血根。

来　源　本品为唇形科植物丹参*Salvia miltiorrhiza* Bge.的干燥根和根茎。

生境分布　生长于海拔120～1300米的山坡、林下草地或沟边。分布于辽宁、河北、山西、陕西、宁夏、甘肃、山东、江苏、安徽、浙江、福建、江西、河南、湖北、湖南、四川、贵州等地。

采收加工　春、秋二季采挖，除去泥沙，干燥。

性味归经　苦，微寒。归心、肝经。

功效主治　活血祛瘀，通经止痛，清心除烦，凉血消痈。主治胸痹心痛，脘腹疼痛，癥瘕积聚，热痹疼痛，心烦不眠，月经不调，痛经经闭，疮疡肿痛。

用法用量　内服：10～15克，水煎服。

使用注意　不宜与藜芦同用。

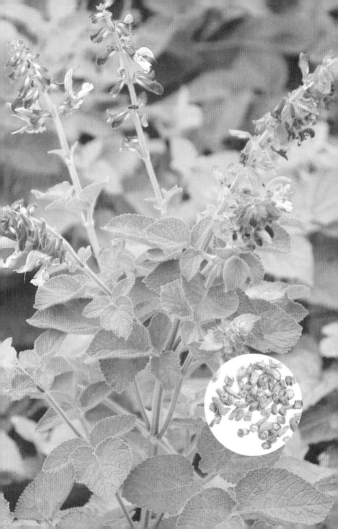

当归

别　名　云归、秦归、西当归、岷当归。

来　源　本品为伞形科植物当归 *Angelica sinensis*（Oliv.）Diels的干燥根。

生境分布　生长于高寒多雨的山区；多栽培。分布于甘肃省岷县（古秦州），产量大，质优。其次四川、云南、湖北、陕西、贵州等地也有栽培。

采收加工　秋末采挖，除去须根及泥沙，待水分稍蒸发后，捆成小把，上棚，用烟火慢慢熏干。

性味归经　甘、辛，温。归肝、心、脾经。

功效主治　补血活血，调经止痛，润肠通便。主治血虚萎黄，眩晕心悸，月经不调，经闭痛经，虚寒腹痛，风湿痹痛，跌仆损伤，痈疽疮疡，肠燥便秘。酒当归活血通经。主治经闭痛经，风湿痹痛，跌仆损伤。

用法用量　内服：6～12克，水煎服。

使用注意　本品味甘，滑肠、湿盛中满、大便溏泻者不宜。

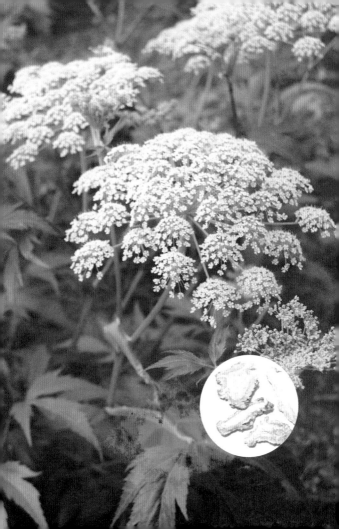

别　名　黄参、防党参、狮头参、上党参、中灵草、上党人参、防风党参。

来　源　本品为桔梗科植物党参*Codonopsis pilosula*（Franch.）Nannf.、素花党参*Codonopsis pilosula* Nannf. var. modesta（Nannf.）L. T. Shen或川党参*Codonopsis tangshen* Oliv.的干燥根。

生境分布　生长于山地林边及灌木丛中。分布于山西、陕西、甘肃及东北等地。以山西产潞党参、东北产东党参、甘肃产西党参品质佳。

采收加工　秋季采挖，洗净，晒干。

性味归经　甘，平。归脾、肺经。

功效主治　健脾益肺，养血生津。主治脾肺气虚，食少倦怠，咳嗽虚喘，气血不足，面色萎黄，心悸气短，津伤口渴，内热消渴。

用法用量　内服：9～30克，水煎服。

使用注意　不宜与藜芦同用。

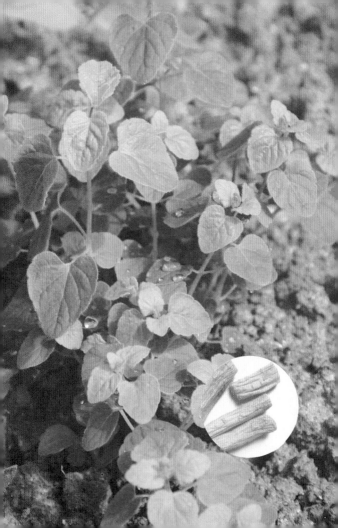

刀 豆

别　名　葛豆、挟剑豆、刀豆角、大弋豆、关刀豆、马刀豆、野刀板藤。

性味归经　甘，温。归胃、肾经。

来　源　本品为豆科植物刀豆*Canavalia gladiata*（Jacq.）DC.的干燥成熟种子。

生境分布　生长于排水良好、肥沃疏松的土壤。分布于江苏、安徽、湖北、四川等地。

采收加工　秋季采收成熟果实，剥取种子，晒干。

功效主治　温中，下气，止呃。主治虚寒呃逆，呕吐。

用法用量　内服：6～9克，水煎服。

使用注意　胃热盛者慎服。

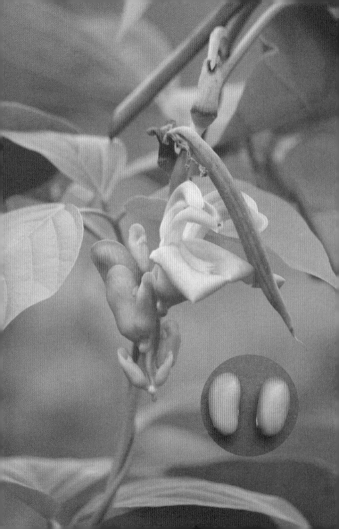

灯心草

别　名 蔺草、灯芯草、龙须草、野席草、马棕根、野马棕。

来　源 本品为灯心草科植物灯心草*Juncus effusus* L.的干燥茎髓。

生境分布 生长于湿地或沼泽边缘。分布于全国各地。

采收加工 夏末至秋季割取茎，晒干，取出茎髓，理直，扎成小把。

性味归经 甘、淡，微寒。归心、肺、小肠经。

功效主治 清心火，利小便。主治心烦失眠，尿少涩痛，口舌生疮。

用法用量 内服：1~3克，水煎服。

使用注意 气虚小便不禁者忌服。

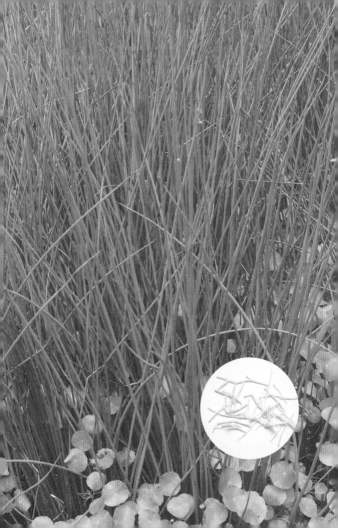

地骨皮

别　名　杞根、地辅、地骨、地节、枸杞根、枸杞根皮。

来　源　本品为茄科植物枸杞 *Lycium chinense* Mill.或宁夏枸杞 *Lycium barbarum* L.的干燥根皮。

生境分布　生长于田野或山坡向阳干燥处；有栽培。分布于河北、河南、陕西、四川、江苏、浙江等地。

采收加工　春初或秋后采挖根部，剥取根皮，晒干。

性味归经　甘，寒。归肺、肝、肾经。

功效主治　凉血除蒸，清肺降火。主治阴虚潮热，骨蒸盗汗，肺热咳嗽，咯血，衄血，内热消渴。

用法用量　内服：9～15克，水煎服。

使用注意　外感风寒发热及脾虚便溏者不宜用。

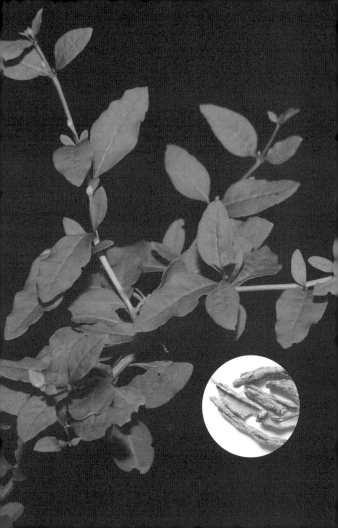

地黄

别　名　生地黄、鲜生地、山烟根。

来　源　本品为玄参科植物地黄*Rehmannia glutinosa* Libosch.的新鲜或干燥块根。

生境分布　喜气候温和及阳光充足之地，分布于我国河南、河北、东北及内蒙古，大部分地区有栽培。尤以河南产的怀地黄为道地药材。

采收加工　秋季采挖，除去芦头、须根及泥沙，鲜用；或将地黄缓缓烘焙至约八成干。前者习称"鲜地黄"，后者习称"生地黄"。

性味归经　鲜地黄：甘、苦，寒。归心、肝、肾经。生地黄：甘，寒。归心、肝、肾经。

功效主治　鲜地黄：清热生津，凉血止血。主治热病伤阴，舌绛烦渴，温毒发斑，吐血衄血，喉痹，咽喉肿痛。生地黄：清热凉血，养阴生津。主治热入营血，温毒发斑，吐血衄血，热病伤阴，舌绛烦渴，津伤便秘，阴虚发热，骨蒸劳热，内热消渴。

用法用量　内服：鲜地黄：12～30克；生地黄：10～15克，水煎服。

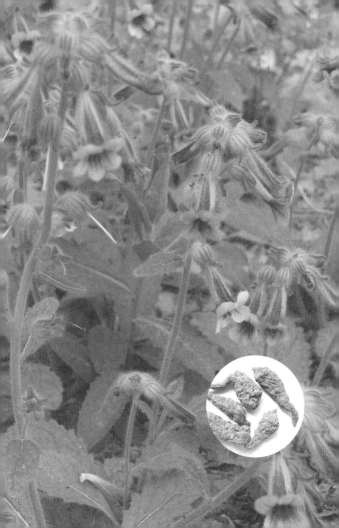

地榆

别　名　黄瓜香、猪人参、山地瓜、血箭草。

来　源　本品为蔷薇科植物地榆*Sanguisorba officinalis* L.或长叶地榆*Sanguisorba officinalis* L.var. longifolia（Bert.）Yü et Li的根。

生境分布　生长于山地的灌木丛、山坡、草原或田岸边。全国均有分布，以浙江、广东、江苏、山东、安徽、河北等地产量多。

采收加工　春季将发芽时或秋季植株枯萎后采挖，除去须根，洗净，干燥，或趁鲜切片，干燥。

性味归经　苦、酸、涩，微寒。归肝、大肠经。

功效主治　凉血止血，解毒敛疮。主治便血，痔血，血痢，崩漏，水火烫伤，痈肿疮毒。

用法用量　内服：9～15克，水煎服。外用：适量，研末涂敷患处。

使用注意　本品酸涩性凉，虚寒性出血及出血夹瘀者慎服。大面积烧、烫伤，不宜大量以地榆外涂，以免引起药物性肝炎。

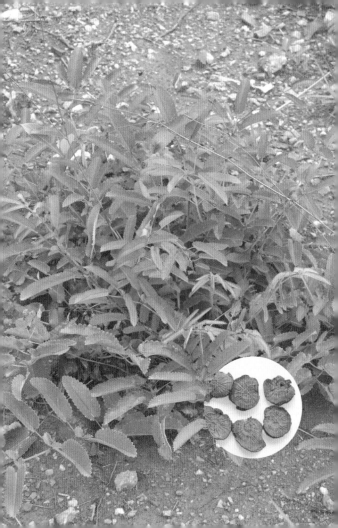

丁香

别　名　公丁香、丁子香、母丁香。

来　源　本品为桃金娘科植物丁香 *Eugenia caryophyllata* Thunb. 的干燥花蕾。

生境分布　生长于路边、草坪或向阳坡地，或与其他花木搭配栽植在林缘。主要分布于坦桑尼亚、马来西亚、印度尼西亚，我国海南省也有栽培。

采收加工　当花蕾由绿转红时采收，晒干。

性味归经　辛，温。归脾、胃、肺、肾经。

功效主治　温中降逆，补肾助阳。主治脾胃虚寒，呃逆呕吐，食少吐泻，心腹冷痛，肾虚阳痿。

用法用量　内服：1～3克，水煎服。外用：研末敷于患处。

使用注意　不宜与郁金同用。

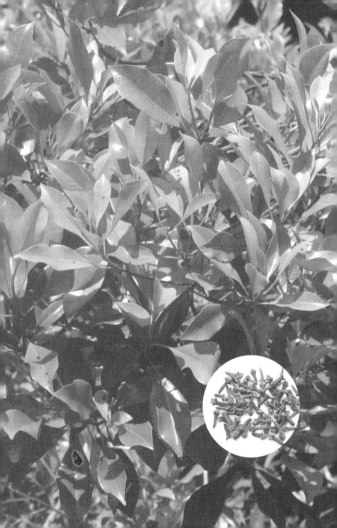

冬虫夏草

DONG CHONG
XIA CAO

别　名　虫草、冬虫草。

来　源　本品为麦角菌科真菌冬虫夏草菌 *Cordyceps sinensis*（BerK.）Sacc.寄生在蝙蝠蛾科昆虫幼虫上的子座及幼虫尸体的干燥复合体。

生境分布　生长于海拔3000～4500米的高山草甸区。分布于四川、青海、西藏等地，云南、甘肃、贵州也有。

采收加工　夏初子座出土，孢子未发散时挖取，晒六七成干，除去似纤维状的附着物及杂质，晒干或低温干燥。

性味归经　甘，平。归肺、肾经。

功效主治　补肾益肺，止血化痰。主治肾虚精亏，阳痿遗精，腰膝酸痛，久咳虚喘，劳嗽咯血。

用法用量　内服：3～9克，水煎服。

使用注意　有表邪者慎用，久服宜慎。

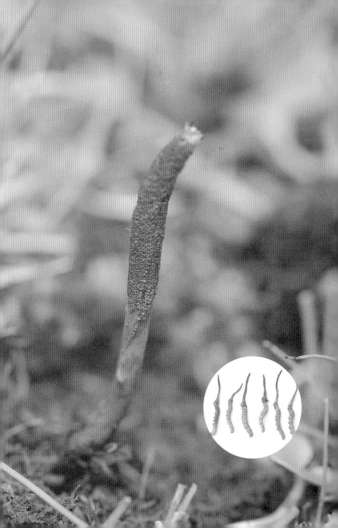

冬瓜皮

DONG GUA PI

别　　名　白瓜皮、白东瓜皮。

来　　源　本品为葫芦科植物冬瓜 *Benincasa hispida*（Thunb.）Cogn.的干燥外层果皮。

生境分布　全国大部分地区有产。均为栽培。

采收加工　食用冬瓜时洗净，削取外层果皮，晒干。

性味归经　甘，凉。归脾、小肠经。

功效主治　利尿消肿。主治水肿胀满，小便不利，暑热口渴，小便短赤。

用法用量　内服：9～30克，水煎服。

使用注意　因营养不良而致虚肿者慎服。

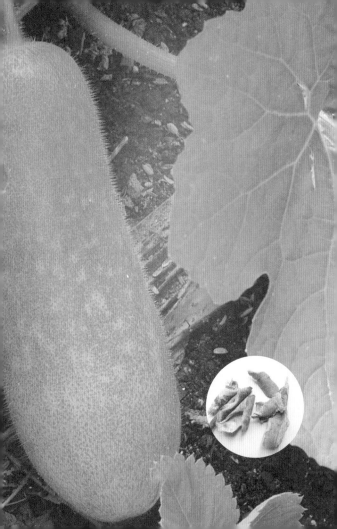

冬葵果

别　　名　葵子、葵菜子、冬葵子。

来　　源　本品系蒙古族习用药材。为锦葵科植物冬葵 *Malva verticillata* L.的干燥成熟果实。

生境分布　生长于山坡、灌木丛、林地及路边向阳处。我国西南及河北、甘肃、江西、湖北、湖南等地种植。

采收加工　夏、秋二季果实成熟时采收，除去杂质，阴干。

性味归经　甘、涩，凉。归脾、膀胱经。

功效主治　清热利尿，消肿。主治尿闭，水肿，口渴，尿路感染。

用法用量　内服：3～9克，水煎服。

使用注意　脾虚便溏者忌用；孕妇慎用。

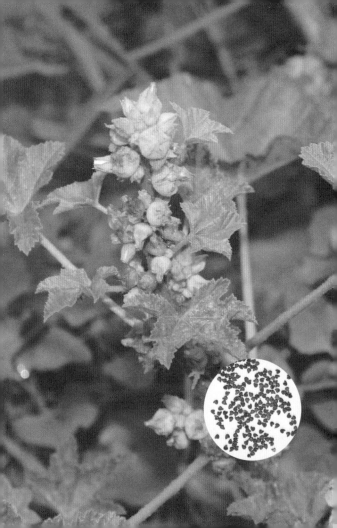

豆蔻

别　　名 紫蔻、漏蔻、十开蔻、白豆蔻、圆豆蔻、原豆蔻。

来　　源 本品为姜科植物白豆蔻*Amomum kravanh* Pierre ex Gagnep.或爪哇白豆蔻*Amomum compactum* Soland ex Maton的干燥成熟果实。按产地不同分为"原豆蔻"和"印尼白蔻"。

生境分布 生长于山沟阴湿处，我国多栽培于树荫下。海南、云南、广西有栽培。原产于印度尼西亚。

采收加工 秋季果实成熟时采收，用时除去果皮，取种子打碎。

性味归经 辛，温。归肺、脾、胃经。

功效主治 化湿行气，温中止呕，开胃消食。主治湿浊中阻，不思饮食，湿温初起，胸闷不饥，寒湿呕逆，胸腹胀痛，食积不消。

用法用量 内服：3～6克，后下，水煎服。

使用注意 阴虚内热，或胃火偏盛、口干口渴、大便燥结者忌食；干燥综合征及糖尿病患者忌食。

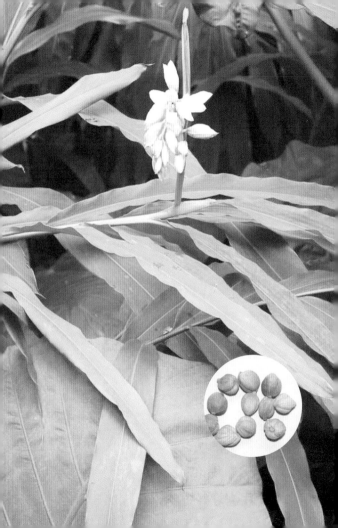

独活

别　名　大活、独滑、山独活、长生草、川独活、巴东独活、胡王使者。

来　源　本品为伞形科植物重齿毛当归*Angelica pubescens* Maxim. f. biserrata Shan et Yuan的干燥根。

生境分布　生长于山谷沟边或草丛中，有栽培。分布于湖北、四川等地。

采收加工　春初苗刚发芽或秋末茎叶枯萎时采挖，除去须根和泥沙，烘至半干，堆置2~3日，发软后再烘至全干。

性味归经　辛、苦，微温。归肾、膀胱经。

功效主治　祛风除湿，通痹止痛。主治风寒湿痹，腰膝疼痛，少阴伏风头痛，风寒挟湿头痛。

用法用量　内服：3~10克，水煎服。

使用注意　本品辛温燥散，凡非风寒湿邪而属气血不足之痹证者忌用。

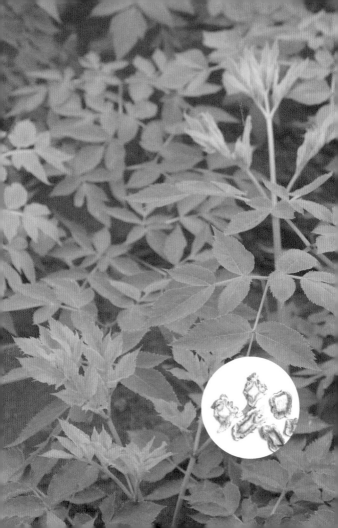

独一味

别　名　大巴、打布巴、供金包。

来　源　本品系藏族习用药材。为唇形科植物独一味 *Lamiophlomis rotata*（Benth.）Kudo的干燥地上部分。

生境分布　生长于高山强度风化的碎石滩中或高山草地。分布于西藏、四川、甘肃等高原地区。

采收加工　秋季花果期采割，洗净，晒干。

性味归经　甘、苦，平。归肝经。

功效主治　活血止血，祛风止痛。主治跌打损伤，外伤出血，风湿痹痛，黄水病。

用法用量　内服：2～3克，水煎服。

使用注意　无瘀滞者及孕妇勿服。

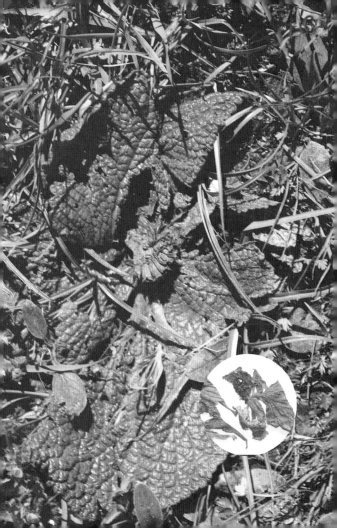

杜仲

别　名　胶树、棉树皮、丝棉皮、丝楝树皮。

来　源　本品为杜仲科植物杜仲*Eucommia ulmoides* Oliv. 的干燥树皮。

生境分布　生长于山地林中或栽培。分布于四川大巴山区、陕西、贵州、河南伏牛山区、湖南湘西苗族自治州、常德、湖北恩施。此外，广西、浙江、甘肃也产。

采收加工　4～6月剥取，剥去粗皮，堆置"发汗"至内皮呈紫褐色，晒干。

性味归经　甘，温。归肝、肾经。

功效主治　补肝肾，强筋骨，安胎。主治肝肾不足，腰膝酸痛，筋骨无力，头晕目眩，妊娠漏血，胎动不安。

用法用量　内服：6～10克，水煎服。

使用注意　阴虚火旺者慎用。

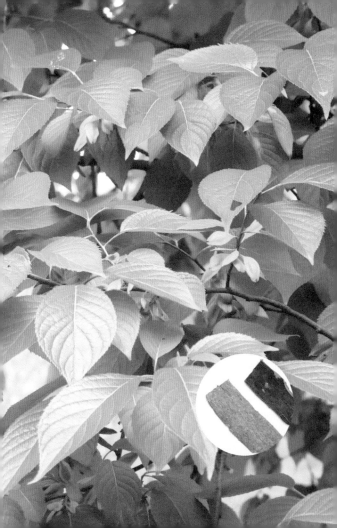

鹅不食草

别　名　石胡荽、鸡肠草、野园荽、食胡荽。

来　源　本品为菊科植物鹅不食草 *Centipeda minima* （L.）A. Br. et Aschers.的干燥全草。

生境分布　生长于稻田或阴湿处、路旁。分布于浙江、湖北、江苏、广东等地。

采收加工　夏、秋二季花开时采收，洗去泥沙，晒干。

性味归经　辛，温。归肺经。

功效主治　发散风寒，通鼻窍，止咳。主治风寒头痛，咳嗽痰多，鼻塞不通，鼻渊流涕。

用法用量　内服：6～9克，水煎服。外用：适量。

使用注意　内服本品对胃有刺激。

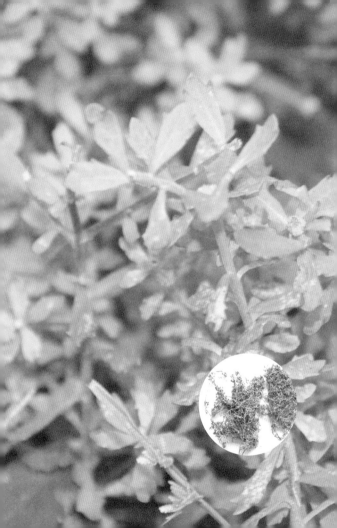

翻白草

别　名　鸡腿儿、天藕儿、湖鸡腿、鸡脚草、鸡脚爪、鸡距草、独脚草。

来　源　本品为蔷薇科植物翻白草 *Potentilla discolor* Bge. 的干燥全草。

生境分布　生长于丘陵山地、路旁和畦埂上。全国各地均产，分布于河北、安徽等地。

采收加工　夏、秋二季开花前采挖，除去泥沙和杂质，干燥。

性味归经　甘、微苦，平。归肝、胃、大肠经。

功效主治　清热解毒，止痢止血。主治湿热泻痢，痈肿疮毒，血热吐衄，便血，崩漏。

用法用量　内服：9~15克，水煎服。

使用注意　阳虚有寒、脾胃虚寒者少用。

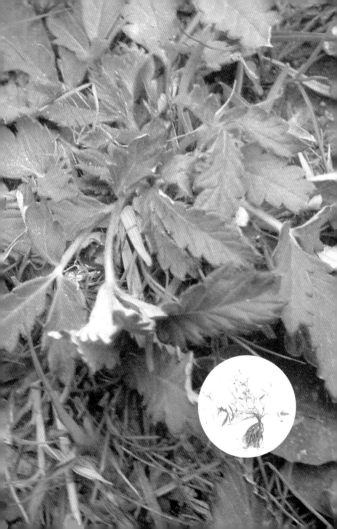

防风

别　名　屏风、铜芸、百种、回云、百枝、回草、风肉。

来　源　本品为伞形科植物防风 *Saposhnikovia divaricata*（Turcz.）Schischk的干燥根。

生境分布　生长于丘陵地带山坡草丛中或田边、路旁，高山中、下部。分布于黑龙江、吉林、辽宁、内蒙古、河北、山西、河南等地。

采收加工　春、秋二季采挖未抽花茎植株的根，除去须根和泥沙，晒干。

性味归经　辛、甘，微温。归膀胱、肝、脾经。

功效主治　祛风解表，胜湿止痛，止痉。主治感冒头痛，风湿痹痛，风疹瘙痒，破伤风。

用法用量　内服：5～10克，水煎服。

使用注意　血虚发痉及阴虚火旺者禁服。

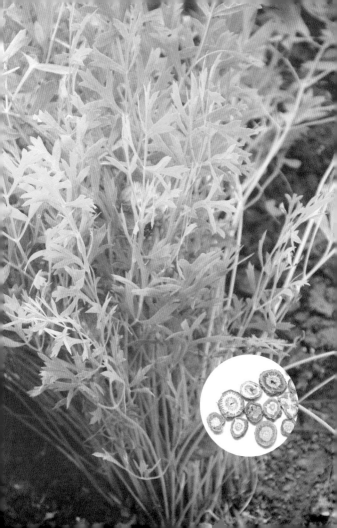

佛手

别　名　九爪木、五指橘、佛手柑。

来　源　本品为芸香科植物佛手 *Citrus medica* L. var. sarcodactylis Swingle的干燥果实。

生境分布　生长于果园或庭院中。分布于广东、福建、云南、四川等地。

采收加工　秋季果实尚未变黄或变黄时采收，纵切成薄片，晒干或低温干燥。

性味归经　辛、苦、酸，温。归肝、脾、胃、肺经。

功效主治　疏肝理气，和胃止痛，燥湿化痰。主治肝胃气滞，胸胁胀痛，胃脘痞满，食少呕吐，咳嗽痰多。

用法用量　内服：3~10克，水煎服。

使用注意　阴虚有火、无气滞者慎服。

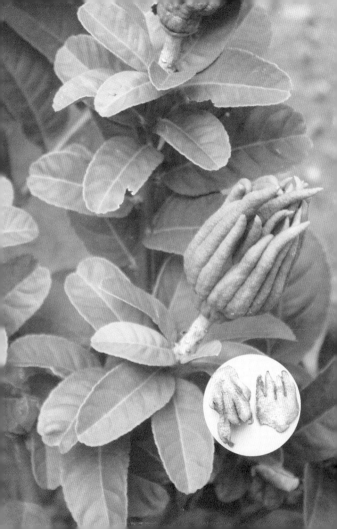

茯苓

别　名　茯菟、茯灵、茯蕶、云苓、茯兔、伏苓、伏菟、松腴。

来　源　本品为多孔菌科真菌茯苓 *Poria cocos*（Schw.）Wolf的干燥菌核。

生境分布　生长于松科植物赤松或马尾松等树根上，深入地下20～30厘米。分布于湖北、安徽、河南、云南、贵州、四川等地。

采收加工　多于7～9月采挖，挖出后除去泥沙，堆置"发汗"后，摊开晾至表面干燥，再"发汗"，反复数次至现皱纹、内部水分大部分散失后，阴干，称为"茯苓个"；或将鲜茯苓按不同部位切制，阴干，分别称为"茯苓块"和"茯苓片"。

性味归经　甘、淡，平。归心、肺、脾、肾经。

功效主治　利水渗湿，健脾，宁心。主治水肿尿少，痰饮眩悸，脾虚食少，便溏泄泻，心神不安，惊悸失眠。

用法用量　内服：10～15克，水煎服。

使用注意　虚寒精滑、气虚下陷者慎用。入药宜切制成薄片，以利药力溶出。

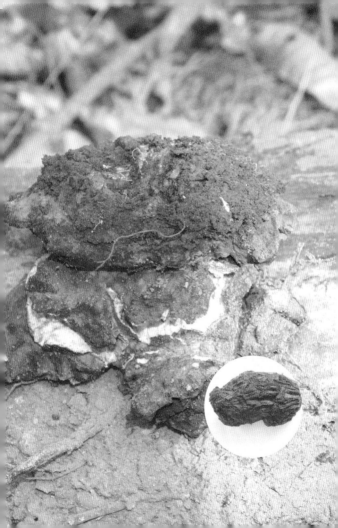

浮萍

别　名　水萍、水花、水苏、小萍子、萍子草、浮萍草。

来　源　本品为浮萍科植物紫萍 *Spirodela polyrrhiza*（L.）Schleid.的干燥全草。

生境分布　生长于池沼、水田、湖湾或静水中，全国各地均产。

采收加工　6~9月采收，洗净，拣去杂质，晒干。

性味归经　辛，寒。归肺经。

功效主治　宣散风热，透疹利尿。主治麻疹不透，风疹瘙痒，水肿尿少。

用法用量　内服：3~9克，水煎服。外用：适量，煎水浸洗。

使用注意　表虚自汗者慎服。

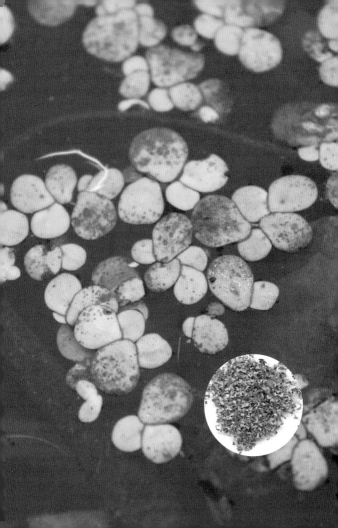

附子

FU ZI

别　名　侧子、刁附、虎掌、漏篮子、黑附子、明附片、川附子、熟白附子。

来　源　本品为毛茛科植物乌头 *Aconitum carmichaeli* Debx. 子根的加工品。

生境分布　生长于山地草坡或灌木丛中。分布于四川，湖北、湖南等省也有栽培。

采收加工　6月下旬至8月上旬采挖，除去母根、须根及泥沙，习称"泥附子"。

性味归经　辛、甘，大热；有毒。归心、肾、脾经。

功效主治　回阳救逆，补火助阳，散寒止痛。主治亡阳虚脱，肢冷脉微，心阳不足，胸痹心痛，虚寒吐泻，脘腹冷痛，肾阳虚衰，阳痿宫冷，阴寒水肿，阳虚外感，寒湿痹痛。

用法用量　内服：3～15克，水煎服，先煎，久煎。

使用注意　孕妇慎用；不宜与半夏、瓜蒌、瓜蒌子、瓜蒌皮、天花粉、川贝母、浙贝母、平贝母、伊贝母、湖北贝母、白蔹、白及同用。

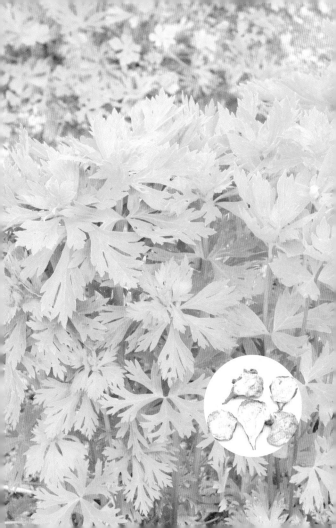

覆盆子

别　　名　翁扭、种田泡、牛奶母。

来　　源　本品为蔷薇科植物华东覆盆子 *Rubus chingii* Hu 的干燥果实。

生境分布　生长于向阳山坡、路边、林边及灌木丛中。分布于浙江、湖北、四川、安徽等地。

采收加工　夏初果实由绿变绿黄时采收，除去梗、叶，置沸水中略烫或略蒸，取出，干燥。

性味归经　甘、酸，微温。归肝、肾、膀胱经。

功效主治　益肾固精缩尿，养肝明目。主治遗精滑精，遗尿尿频，阳痿早泄，目暗昏花。

用法用量　内服：6～12克，水煎服。

使用注意　肾虚有火、小便短涩者不宜服用。

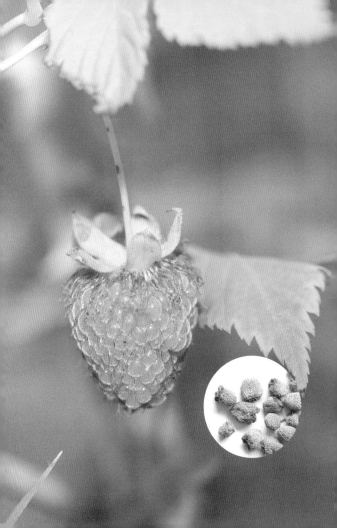

甘草

别　名　美草、密甘、密草、国老、粉草、甜根子、甜草根、粉甘草、红甘草。

来　源　本品为豆科植物甘草 *Glycyrrhiza uralensis* Fisch.、胀果甘草 *Glycyrrhiza inflata* Bat. 或光果甘草 *Glycyrrhiza glabra* L. 的干燥根及根茎。

生境分布　生长于干旱、半干旱的荒漠草原、沙漠边缘和黄土丘陵地带。分布于内蒙古、山西、甘肃、新疆等地，以内蒙古伊克昭盟杭锦旗所产品质最优。

采收加工　春、秋二季采挖，除去须根，晒干。

性味归经　甘，平。归心、肺、脾、胃经。

功效主治　补脾益气，清热解毒，祛痰止咳，缓急止痛，调和诸药。主治脾胃虚弱，倦怠乏力，心悸气短，咳嗽痰多，脘腹、四肢挛急疼痛，痈肿疮毒，缓解药物毒性、烈性。

用法用量　内服：2～10克，水煎服。

使用注意　不宜与海藻、京大戟、红大戟、甘遂、芫花同用。

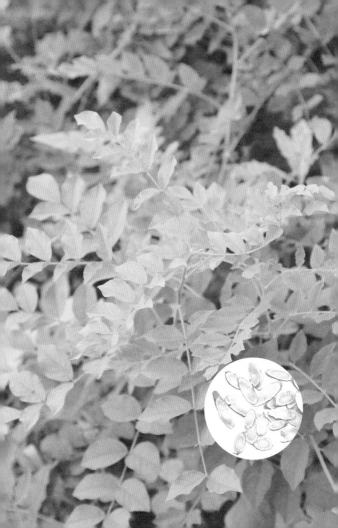

甘松

别　名　香松、甘松香。

来　源　本品为败酱科植物甘松 *Nardostachys jatamansi* DC.的干燥根及根茎。

生境分布　生长于高山草原地带。分布于四川、甘肃、青海等地。

采收加工　春、秋二季采挖，除去泥沙和杂质，晒干或阴干。

性味归经　辛、甘，温。归脾、胃经。

功效主治　理气止痛，开郁醒脾；外用祛湿消肿。主治脘腹胀满，食欲不振，呕吐；外用治牙痛，脚气肿毒。

用法用量　内服：3～6克，水煎服。外用：适量，泡汤漱口，煎汤洗脚或研末敷患处。

使用注意　气虚血热者忌用。

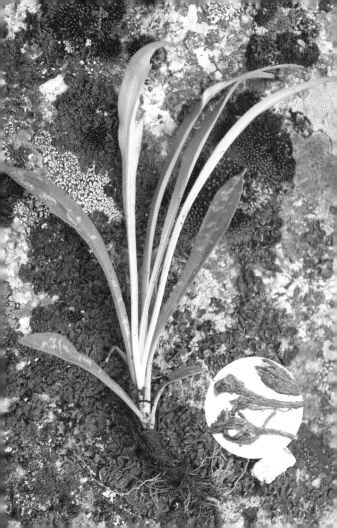

杠板归

别　　名 河白草、蛇倒退、梨头刺、蛇不过。

来　　源 本品为蓼科植物杠板归 *Polygonum perfoliatum* L. 的干燥地上部分。

生境分布 生长于山谷、灌木丛中或水沟旁。分布于江苏、浙江、福建、江西、广东、广西、四川、湖南、贵州等地。

采收加工 夏季开花时采割，晒干。

性味归经 酸，微寒。归肺、膀胱经。

功效主治 清热解毒，利水消肿，止咳。主治咽喉肿痛，肺热咳嗽，小儿顿咳，水肿尿少，湿热泻痢，湿疹，疖肿，蛇虫咬伤。

用法用量 内服：15～30克，水煎服。外用：适量，煎汤熏洗。

使用注意 勿过量久服。

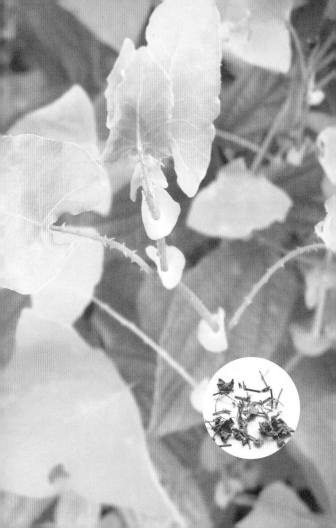

高良姜

别　名　风姜、良姜、蛮姜、小良姜、高凉姜、佛手根、海良姜。

来　源　本品为姜科植物高良姜 *Alpinia officinarum* Hance 的干燥根茎。

生境分布　生长于山坡、旷野的草地或灌木丛中。分布于广东、广西、台湾等地。

采收加工　夏末秋初采挖，除去须根及残留鳞片，洗净，切段，晒干。

性味归经　辛，热。归脾、胃经。

功效主治　温胃止呕，散寒止痛。主治脘腹冷痛，胃寒呕吐，嗳气吞酸。

用法用量　内服：3~6克，水煎服。

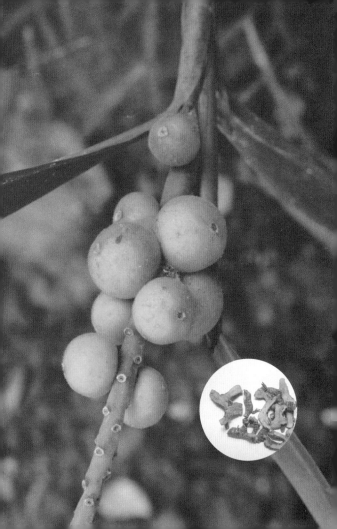

别　名　藁茇、鬼卿、地新、山苣、蔚香、微茎、藁板。

来　源　本品为伞形科植物藁本 *Ligusticum sinense* Oliv.或辽藁本 *Ligusticum jeholense* Nakai et Kitag.的干燥根茎及根。

生境分布　生长于润湿的水滩边或向阳山坡的草丛中。分布于湖南、湖北、四川、河北、辽宁等地。

采收加工　秋季茎叶枯萎或春季出苗时采挖，除去泥沙，晒干或烘干。

性味归经　辛，温。归膀胱经。

功效主治　祛风散寒，除湿止痛。主治风寒感冒，巅顶疼痛，风湿痹痛。

用法用量　内服：3～10克，水煎服。

使用注意　血虚头痛者忌服。

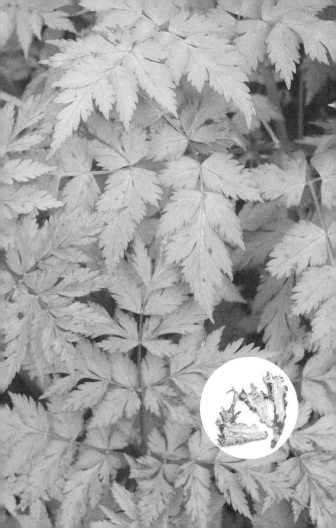

葛根

别　名　干葛、甘葛、粉葛、葛葛根、葛子根、葛麻茹、葛条根、鸡齐根。习称野葛。

来　源　本品为豆科植物野葛*Pueraria lobata*（Willd.）Ohwi的干燥根。

生境分布　生长于山坡、平原。全国各地均产，而以河南、湖南、浙江、四川为主要产区。

采收加工　秋、冬二季采挖，趁鲜切成厚片或小块，干燥。

性味归经　甘、辛，凉。归脾、胃、肺经。

功效主治　解肌退热，生津止渴，透疹，升阳止泻，通经活络，解酒毒。主治外感发热头痛，项背强痛，口渴，消渴，麻疹不透，热痢，泄泻，眩晕头痛，中风偏瘫，胸痹心痛，酒毒伤中。

用法用量　内服：10～15克，水煎服。

使用注意　不可多服；脾胃虚寒者慎用。

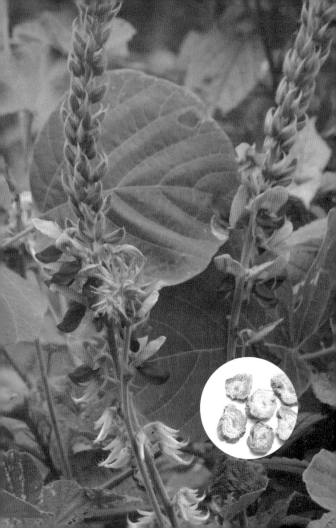

功劳木

别　　名 黄柏、土黄柏、黄天竹、十大功劳、伞把黄连。

来　　源 本品为小檗科植物阔叶十大功劳*Mahonia bealei*（Fort.）Carr.或细叶十大功劳*Mahonia fortunei*（Lindl.）Fedde的干燥茎。

生境分布 生长于向阳山坡的灌木丛中，也有栽培。分布于广西、安徽、浙江、江西、福建、河南、湖北、湖南、四川等地。

采收加工 全年均可采收，切块片，干燥。

性味归经 苦，寒。归肝、胃、大肠经。

功效主治 清热燥湿，泻火解毒。主治湿热泻痢，黄疸尿赤，目赤肿痛，胃火牙痛，疮疖痈肿。

用法用量 内服：9～15克，水煎服。外用：适量。

使用注意 体质虚寒者忌用。

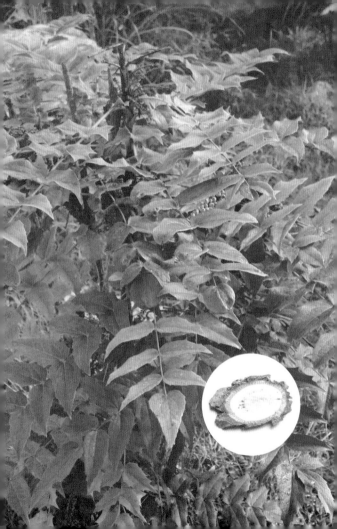

钩藤

别　名　吊藤、钩丁、钓钩藤、莺爪风、嫩钩钩、金钩藤、钩藤钩子。

来　源　本品为茜草科植物钩藤 *Uncaria rhynchophylla*（Miq.）Miq. ex Havil.、大叶钩藤 *Uncaria macrophylla* Wall.、毛钩藤 *Uncaria hirsuta* Havil.、华钩藤 *Uncaria sinensis*（Oliv.）Havil.或无柄果钩藤 *Uncaria sessilifructus* Roxb.的干燥带钩茎枝。

生境分布　生长于灌木林或杂木林中。分布于广西、江西、湖南、浙江、广东、四川等长江以南地区。

采收加工　秋、冬二季采收，去叶，切段，晒干。

性味归经　甘，凉。归肝、心包经。

功效主治　息风定惊，清热平肝。主治肝风内动，惊痫抽搐，高热惊厥，感冒夹惊，小儿惊啼，妊娠子痫，头痛眩晕。

用法用量　内服：3～12克，水煎服，后下。

使用注意　无风热及实热者慎用。

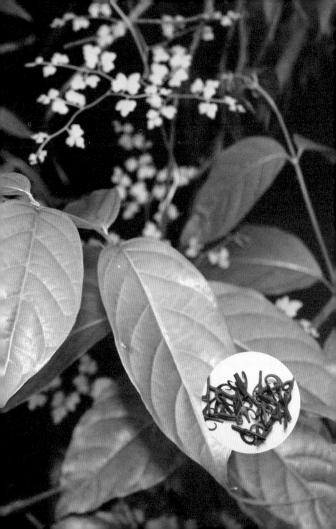

狗脊

别　名　金毛狗、金狗脊、猴毛头、黄狗头、金毛狗脊、金毛狮子。

来　源　本品为蚌壳蕨科植物金毛狗脊 *Cibotium barometz*（L.）J. Sm.的干燥根茎。

生境分布　生长于山脚沟边及林下阴湿处酸性土上。分布于四川、福建、云南、浙江等地。

采收加工　秋、冬二季采挖，除去泥沙，干燥；或去硬根、叶柄及金黄色茸毛，切厚片，干燥，为"生狗脊片"；蒸后晒至六七成干，切厚片，干燥，为"熟狗脊片"。

性味归经　苦、甘，温。归肝、肾经。

功效主治　祛风湿，补肝肾，强腰膝。主治风湿痹痛，腰膝酸软，下肢无力。

用法用量　内服：6～12克，水煎服。

使用注意　肾虚有热、小便不利或短涩赤黄、口苦舌干者，均忌服。

176　｜　177　　新版国家药典药物速认速查小红书

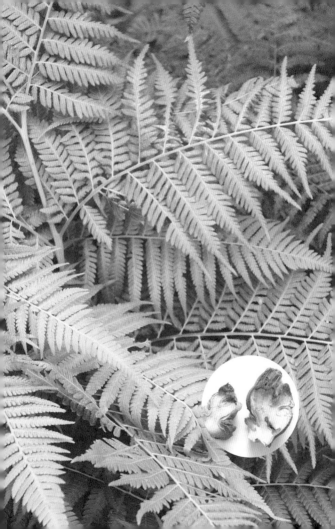

枸杞子

别　　名　西枸杞、枸杞豆、枸杞果、山枸杞、枸杞红实。

来　　源　本品为茄科植物宁夏枸杞*Lycium barbarum* L.的干燥成熟果实。

生境分布　生长于山坡、田野向阳干燥处。分布于宁夏、内蒙古、甘肃、新疆等地。以宁夏产者质最优，有"中宁枸杞甲天下"之美誉。

采收加工　夏、秋二季果实呈红色时采收，热风烘干，除去果梗，或晾至皮皱后，晒干，除去果梗。

性味归经　甘，平。归肝、肾经。

功效主治　滋补肝肾，益精明目。主治虚劳精亏，腰膝酸痛，眩晕耳鸣，阳痿遗精，内热消渴，血虚萎黄，目昏不明。

用法用量　内服：6～12克，水煎服。

使用注意　外有表邪、内有实热、脾胃湿盛肠滑者忌用。

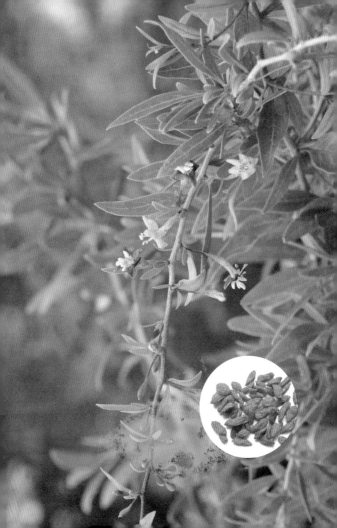

谷精草

别　　名　谷精珠、戴星草、文星草、流星草、珍珠草、鱼眼草、天星草。

来　　源　本品为谷精草科植物谷精草 *Eriocaulon buergerianum* Koern. 的干燥带花茎的头状花序。

生境分布　生长于溪沟、田边阴湿地带。分布于浙江、江苏、安徽、江西、湖南、广东、广西等地。

采收加工　秋季采收，将花序连同花茎拔出，晒干。

性味归经　辛、甘，平。归肝、肺经。

功效主治　疏散风热，明目退翳。主治风热目赤，肿痛羞明，眼生翳膜，风热头痛。

用法用量　内服：5～10克，水煎服。

使用注意　阴虚血亏目疾者不宜用。

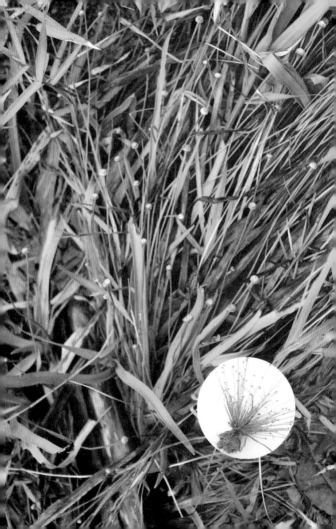

谷芽

别　名　蘖米、谷蘖、稻蘖、稻芽。

来　源　本品为禾本科植物粟 *Setaria italica*（L.）Beauv. 的成熟果实经发芽干燥的炮制加工品。

生境分布　栽培于水田中。我国各地均产。

采收加工　将粟谷用水浸泡后，保持适宜的温度、湿度，待须根长至约6毫米时，晒干或低温干燥。

性味归经　甘，温。归脾、胃经。

功效主治　消食和中，健脾开胃。主治食积不消，腹胀口臭，脾胃虚弱，不饥食少。炒谷芽偏于消食，用于不饥食少。焦谷芽善化积滞，用于积滞不消。

用法用量　内服：9～15克，水煎服。

使用注意　胃下垂者忌用。

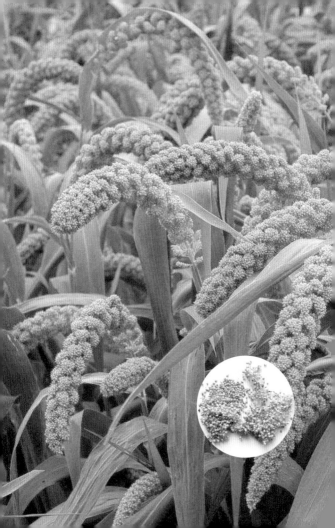

骨碎补

别　名　猴姜、毛姜、申姜、肉碎补、石岩姜、爬岩姜、岩连姜。

来　源　本品为水龙骨科植物槲蕨 *Drynaria fortunei* (Kunze) J. Sm.的干燥根茎。

生境分布　附生于树上、山林石壁上或墙上。分布于浙江、湖北、广东、广西、四川等地。

采收加工　全年均可采挖，除去泥沙，干燥，或再燎去茸毛（鳞片）。

性味归经　苦，温。归肝、肾经。

功效主治　疗伤止痛，补肾强骨；外用消风祛斑。主治跌仆闪挫，筋骨折伤，肾虚腰痛，筋骨痿软，耳鸣耳聋，牙齿松动；外治斑秃，白癜风。

用法用量　内服：3～9克，水煎服。

使用注意　阴虚内热及无瘀血者不宜服。

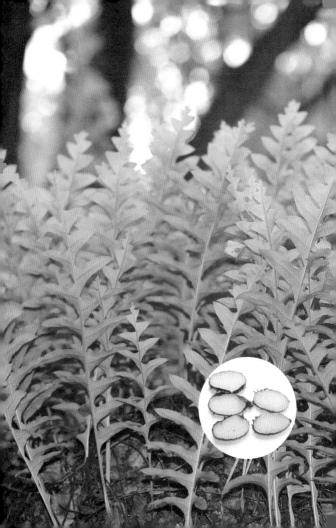

瓜蒌

别　名　苦瓜、天撤、山金匏、药瓜皮。

来　源　本品为葫芦科植物栝楼*Trichosanthes kirilowii* Maxim.或双边栝楼*Trichosanthes rosthornii* Harms的干燥成熟果实。

生境分布　生长于山坡、草丛、林缘半阴处。全国均产，栽培或野生。分布于山东、河北、河南、安徽、浙江等地，以山东产者质量优。

采收加工　秋季果实成熟时，连果梗剪下，置通风处阴干。

性味归经　甘、微苦，寒。归肺、胃、大肠经。

功效主治　清热涤痰，宽胸散结，润燥滑肠。主治肺热咳嗽，痰浊黄稠，胸痹心痛，结胸痞满，乳痈，肺痈，肠痈，大便秘结。

用法用量　内服：9～15克，水煎服。

使用注意　不宜与川乌、制川乌、草乌、制草乌、附子同用。

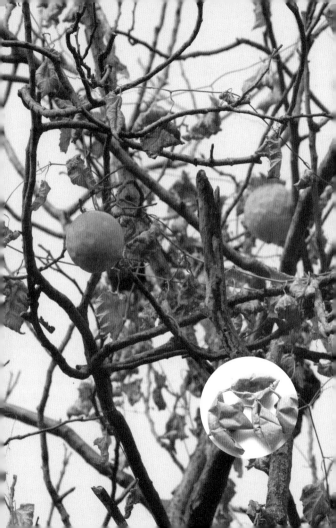

瓜子金

GUA ZI JIN

别　名　辰砂草、金锁匙、瓜子草、挂米草、金牛草、竹叶地丁。

来　源　本品为远志科植物瓜子金*Polygala japonica* Houtt. 的干燥全草。

生境分布　生长于山坡草丛中、路边。分布于安徽、浙江、江苏等地。

采收加工　春末花开时采挖，除去泥沙，晒干。

性味归经　辛、苦，平。归肺经。

功效主治　祛痰止咳，活血消肿，解毒止痛。主治咳嗽痰多，咽喉肿痛；外治跌打损伤，疔疮疖肿，蛇虫咬伤。

用法用量　内服：15～30克，水煎服。

使用注意　脾胃虚寒者慎用。

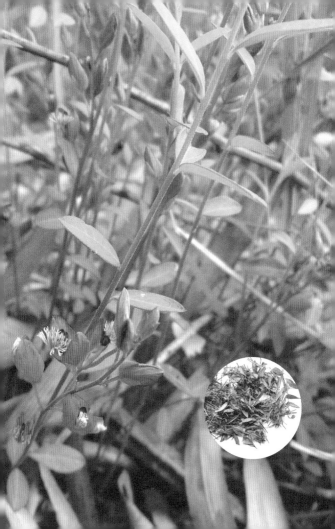

广藿香

GUANG HUO XIANG

别名 土藿香、山茴香、水排香草、兜娄婆香、大叶薄荷、猫尾巴香。

来源 本品为唇形科植物广藿香 *Pogostemon cablin* （Blanco）Benth.的干燥地上部分。

生境分布 生长于山坡或路旁。分布于福建、台湾、广东、海南、广西等地。

采收加工 枝叶茂盛时采割，日晒夜闷，反复至干。

性味归经 辛，微温。归脾、胃、肺经。

功效主治 芳香化浊，和中止呕，发表解暑。主治湿浊中阻，脘痞呕吐，腹痛吐泻，湿温初起，发热倦怠，胸闷不舒，寒湿闭暑，鼻渊头痛。

用法用量 内服：3~10克，水煎服。

使用注意 阴虚者禁服。

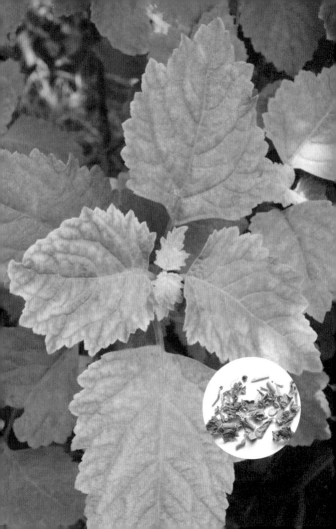

广金钱草

别　　名　假花生、山地豆、落地金钱草。

来　　源　本品为豆科植物广金钱草 *Desmodium styracifolium*（Osb.）Merr.的干燥地上部分。

生境分布　生长于荒地草丛中，或经冲刷过的山坡上。分布于福建、广东、广西、湖南等地。主产于广东。

采收加工　夏、秋二季采割，除去杂质，晒干。

性味归经　甘、淡，凉。归肝、肾、膀胱经。

功效主治　利湿退黄，利尿通淋。主治热淋，石淋，沙淋，黄疸尿赤，小便涩痛，水肿尿少。

用法用量　内服：15～30克，水煎服。

使用注意　孕妇忌服。

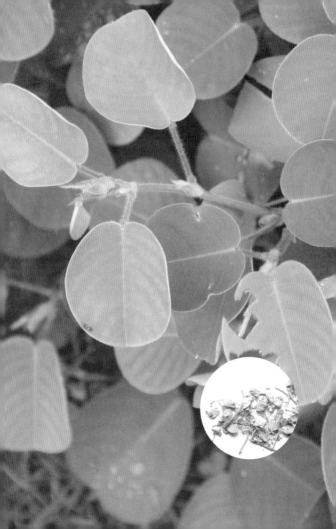

广枣

别　名　山枣、五眼果、人面子、山枣子。

来　源　本品系蒙古族习用药材。为漆树科植物南酸枣 *Choerospondias axillaris*（Roxb.）Burtt et Hill的干燥成熟果实。

生境分布　生长于海拔300～2000米的丘陵、山坡或沟谷林中。分布于浙江、福建、湖北、湖南、广东、广西、贵州、云南等地。

采收加工　秋季果实成熟时采收，除去杂质，干燥。

性味归经　甘、酸，平。归肝经。

功效主治　行气活血，养心安神。主治气滞血瘀，胸痹作痛，心悸气短，心神不安。

用法用量　内服：1.5～2.5克，水煎服。

使用注意　脾胃虚弱者慎用。

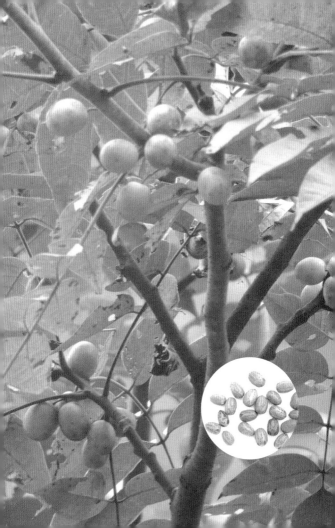

桂枝

别　　名 柳桂、嫩桂枝、桂枝尖。

来　　源 本品为樟科植物肉桂 *Cinnamomum cassia* Presl 的干燥嫩枝。

生境分布 生长于常绿阔叶林中，但多为栽培。分布于广东、广西、云南等地。

采收加工 春、夏二季采收，去叶，晒干，或切片晒干。

性味归经 辛、甘，温。归心、肺、膀胱经。

功效主治 发汗解肌，温通经脉，助阳化气，平冲降气。主治风寒感冒，脘腹冷痛，血寒经闭，关节痹痛，痰饮，水肿，心悸，奔豚。

用法用量 内服：3～10克，水煎服。

使用注意 孕妇慎用。

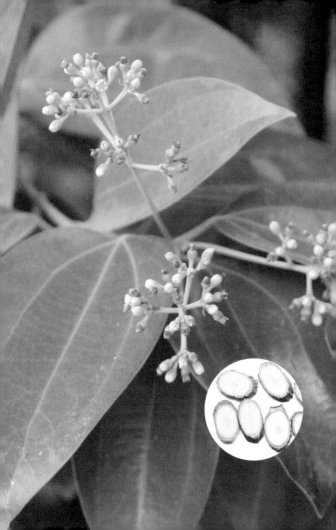

海金沙

别　名　铁蜈蚣、金砂截、罗网藤、铁线藤、蛤唤藤、左转藤。

来　源　本品为海金沙科多年生攀缘蕨类植物海金沙 *Lygodium japonicum*（Thunb.）Sw.的干燥成熟孢子。

生境分布　生长于阴湿山坡灌木丛中或路边林缘。分布于广东、浙江等地。

采收加工　秋季末脱落时采割藤叶，晒干，揉搓或打下孢子，除去藤叶。

性味归经　甘、咸，寒。归膀胱、小肠经。

功效主治　清利湿热，通淋止痛。主治热淋，石淋，血淋，膏淋，尿道涩痛。

用法用量　内服：6～15克，水煎服。

使用注意　肾阴亏虚者慎用。

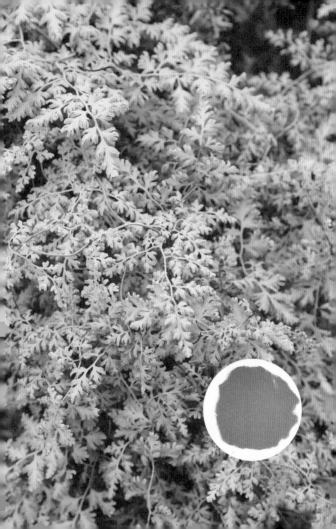

诃子

别　名　诃黎、诃梨、诃黎勒、随风子。

来　源　本品为使君子科植物诃子*Terminalia chebula* Retz. 或绒毛诃子 *Terminalia chebula* Retz. var. tomentella Kurt.的干燥成熟果实。

生境分布　生长于疏林中或阳坡林缘。分布于云南、广东、广西等地。

采收加工　秋、冬二季果实成熟时采收，除去杂质，晒干。

性味归经　苦、酸、涩，平。归肺、大肠经。

功效主治　涩肠止泻，敛肺止咳，降火利咽。主治久泻久痢，便血脱肛，肺虚喘咳，久嗽不止，咽痛音哑。

用法用量　内服：3～10克，水煎服。

使用注意　咳嗽、泻痢初起者不宜用。

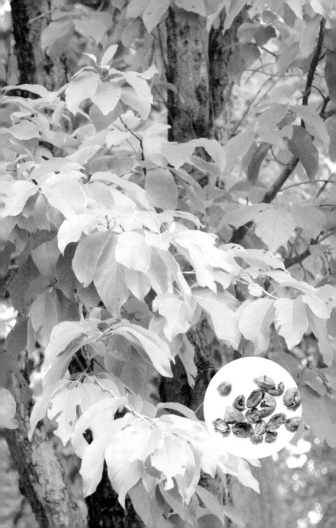

合欢花

| **别　　名** | 绒花树、夜合欢、鸟绒树、夜合树、苦情花。 |

别　　名　绒花树、夜合欢、鸟绒树、夜合树、苦情花。

来　　源　本品为豆科植物合欢*Albizia julibrissin* Durazz.的干燥花序或花蕾。

生境分布　生长于路旁、林边及山坡上。分布于华东、华南、西南及辽宁、河北、河南、陕西。

采收加工　夏季花开放时择晴天采收或花蕾形成时采收，及时晒干。前者习称"合欢花"，后者习称"合欢米"。

性味归经　甘，平。归心、肝经。

功效主治　解郁安神。主治心神不安，忧郁失眠。

用法用量　内服：5～10克，水煎服。

使用注意　阴虚津伤者慎用。

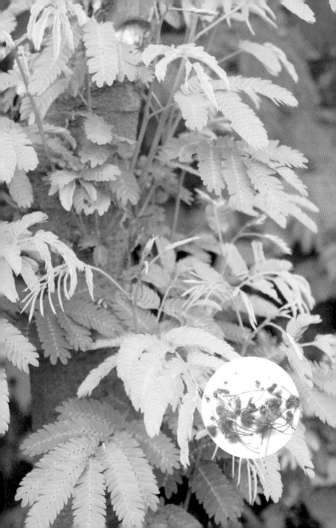

何首乌

别　名 交茎、交藤、夜合、多花蓼、紫乌藤、桃柳藤、九真藤。

来　源 本品为蓼科植物何首乌 *Polygonum multiflorum* Thunb. 的干燥块根。

生境分布 生长于墙垣、叠石之旁。分布于河南、湖北、广西、广东、贵州、四川、江苏等地，全国其他地区也有栽培。

采收加工 秋、冬二季叶枯萎时采挖，削去两端，洗净、个大的切成块，干燥。

性味归经 苦、甘、涩，微温。归肝、心、肾经。

功效主治 解毒消痈截疟，润肠通便。主治疮痈，瘰疬，风疹瘙痒，久疟体虚，肠燥便秘。

用法用量 内服：3～6克，水煎服。

使用注意 大便溏泻及有痰湿者不宜用。

204 | 205　　新版国家药典药物速认速查小红书

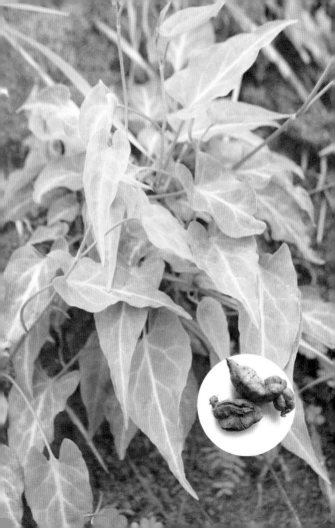

核桃仁

别　名　胡桃仁、胡桃肉。

来　源　本品为胡桃科植物胡桃 *Juglans regia* L.的干燥成熟种子。

生境分布　喜生长于较温润的肥沃土壤中，多栽培于平地。各地均有栽培，分布于华北、东北、西北地区。

采收加工　秋季果实成熟时采收，除去肉质果皮，晒干，再除去核壳和木质隔膜。

性味归经　甘，温。归肾、肺、大肠经。

功效主治　补肾，温肺，润肠。主治肾阳不足，腰膝酸软，阳痿遗精，虚寒喘嗽，肠燥便秘。

用法用量　内服：6～9克，水煎服。

使用注意　肺热咳嗽、阴虚有热者忌服。

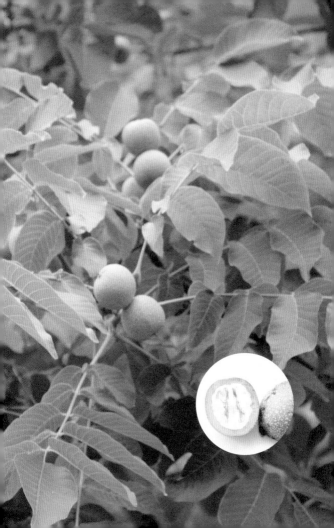

黑芝麻

别　　名　芝麻、脂麻、油麻、乌麻子、乌芝麻、胡麻子。

来　　源　本品为脂麻科植物脂麻 *Sesamum indicum* L.的干燥成熟种子。

生境分布　常栽培于夏季气温较高、气候干燥、排水良好的沙壤土或壤土地区。我国各地均有栽培。

采收加工　秋季果实成熟时采割全株，晒干，打下种子，除去杂质，再晒干。

性味归经　甘，平。归肝、肾、大肠经。

功效主治　补肝肾，益精血，润肠燥。主治精血亏虚，头晕眼花，耳鸣耳聋，须发早白，病后脱发，肠燥便秘。

用法用量　内服：9～15克，水煎服。

使用注意　大便溏泻者慎服。

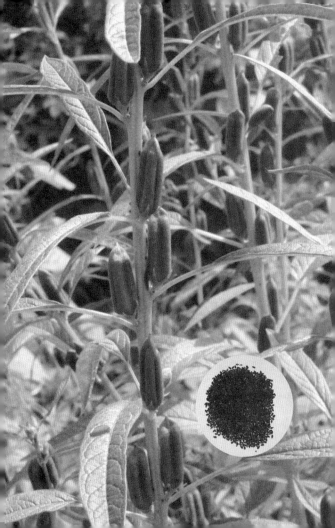

红花

别　名　草红、杜红花、刺红花、金红花。

来　源　本品为菊科植物红花*Carthamus tinctorius* L.的干燥花。

生境分布　全国各地多有栽培。

采收加工　夏季花由黄变红时采摘，阴干或晒干。

性味归经　辛，温。归心、肝经。

功效主治　活血通经，散瘀止痛。主治经闭，痛经，恶露不尽，癥瘕痞块，胸痹心痛，瘀滞腹痛，胸胁刺痛，跌仆损伤，疮疡肿痛。

用法用量　内服：3～10克，水煎服。

使用注意　孕妇慎用。

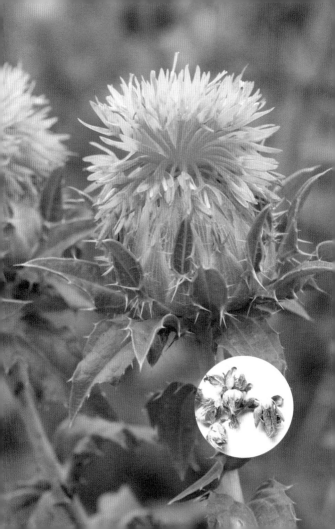

红景天

别　　名 蔷薇红景天、扫罗玛布尔（藏名）。

来　　源 本品为景天科植物大花红景天*Rhodiola crenulata*（Hook. f. et. Thoms.）H. Ohba的干燥根和根茎。

生境分布 生长于高山岩石处，野生或栽培。分布于西藏、新疆、辽宁、吉林、山西、河北。

采收加工 秋季花茎凋枯后采挖，除去粗皮，洗净，晒干。

性味归经 甘、苦，平。归肺、心经。

功效主治 益气活血，通脉平喘。主治气虚血瘀，胸痹心痛，中风偏瘫，倦怠气喘。

用法用量 内服：3～6克，水煎服。

使用注意 儿童、孕妇慎用。

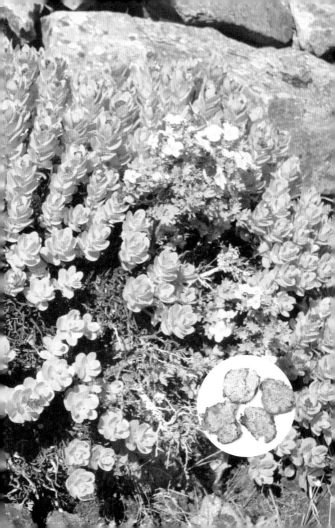

厚朴

别　名　厚皮、重皮、赤朴、烈朴、川朴、紫油厚朴。

来　源　本品为木兰科植物厚朴*Magnolia officinalis* Rehd. et Wils.或凹叶厚朴*Magnolia officinalis* Rehd. et Wils. var. *biloba* Rehd. et Wils.的干燥干皮、根皮及枝皮。

生境分布　常混生于落叶阔叶林内或生长于常绿阔叶林缘。分布于四川、安徽、湖北、浙江、贵州等地。以湖北恩施地区所产质量最佳，其次四川、浙江产者也佳。

采收加工　4～6月剥取根皮及枝皮，直接阴干；干皮置沸水中微煮后，堆置阴湿处，"发汗"至内表面变紫褐色或棕褐色时，蒸软，取出，卷成筒状，干燥。

性味归经　苦、辛，温。归脾、胃、肺、大肠经。

功效主治　燥湿消痰，下气除满。主治湿滞伤中，脘痞吐泻，食积气滞，腹胀便秘，痰饮喘咳。

用法用量　内服：3～10克，水煎服。

使用注意　本品苦辛温燥湿，易耗气伤津，故气虚津亏者及孕妇慎用。

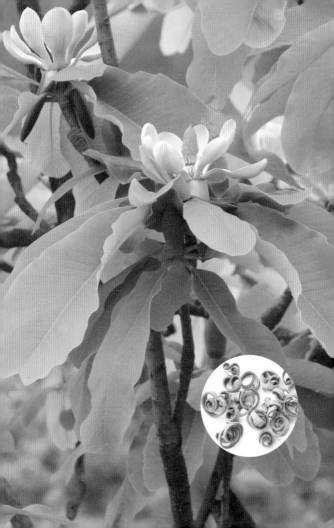

胡椒

别　名　浮椒、玉椒、味履支。

来　源　本品为胡椒科植物胡椒 *Piper nigrum* L.的干燥近成熟或成熟果实。

生境分布　生长于荫蔽的树林中。分布于海南、广东、广西、云南等地。

采收加工　秋末至次春果实呈暗绿色时采收，晒干，为黑胡椒；果实变红时采收，用水浸渍数日，擦去果肉，晒干，为白胡椒。

性味归经　辛，热。归胃、大肠经。

功效主治　温中散寒，下气消痰。主治胃寒呕吐，腹痛泄泻，食欲不振，癫痫痰多。

用法用量　内服：0.6～1.5克，研粉吞服。外用：适量。

使用注意　胃热或胃阴虚者忌用。

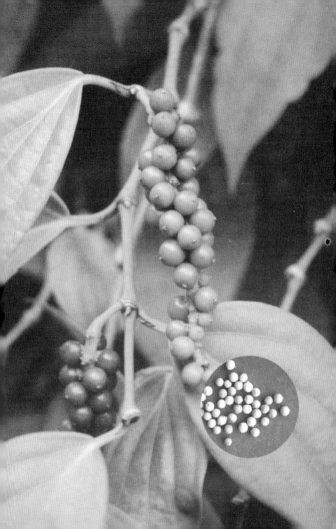

虎杖

别　名　斑庄、花斑竹、酸筒杆、酸桶笋、川筋龙、斑杖根、大叶蛇总管。

来　源　本品为蓼科植物虎杖*Polygonum cuspidatum* Sieb. et Zucc.的干燥根茎和根。

生境分布　生长于山坡灌丛、山谷、路旁、田边湿地。分布于江苏、江西、山东、四川等地。

采收加工　春、秋二季采挖，除去须根，洗净，趁鲜切短段或厚片，晒干。

性味归经　微苦，微寒。归肝、胆、肺经。

功效主治　利湿退黄，清热解毒，散瘀止痛，止咳化痰。主治湿热黄疸，淋浊，带下，风湿痹痛，痈肿疮毒，水火烫伤，经闭，癥瘕，跌打损伤，肺热咳嗽。

用法用量　内服：9～15克，水煎服。外用：适量，制成煎液或油膏涂敷。

使用注意　孕妇慎用。

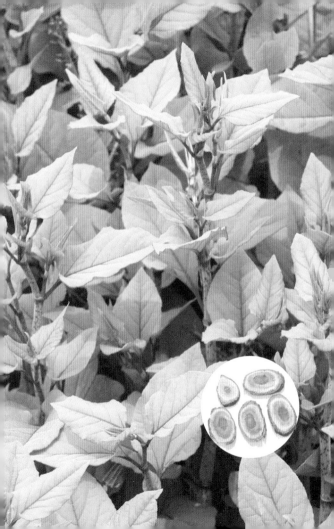

花椒

别　名　香椒、青椒、山椒、蜀椒、红椒、大花椒、青花椒、红花椒、大红袍。

来　源　本品为芸香科植物花椒*Zanthoxylum bungeanum* Maxim.或青椒*Zanthoxylum schinifolium* Sieb. et Zucc.的干燥成熟果皮。

生境分布　生长于温暖湿润、土层深厚肥沃的壤土、沙壤土中。我国大部分地区有分布，但以四川产者为佳。

采收加工　秋季采收成熟果实，晒干，除去种子和杂质。

性味归经　辛，温。归脾、胃、肾经。

功效主治　温中止痛，杀虫止痒。主治脘腹冷痛，呕吐泄泻，虫积腹痛；外治湿疹，阴痒。

用法用量　内服：3～6克，水煎服。外用：适量，煎汤熏洗。

使用注意　阴虚火旺者及孕妇忌用。

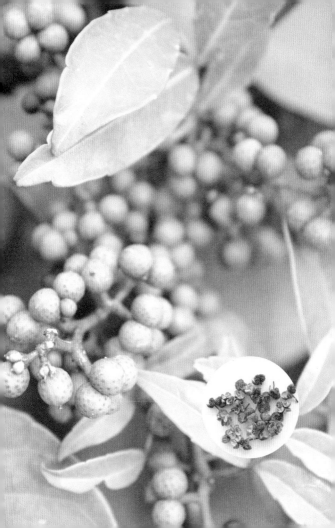

化橘红

别　名　橘红、毛橘红、柚子皮、光七爪、光五爪、柚皮橘红、化州橘红。

来　源　本品为芸香科植物化州柚 *Citrus grandis* 'Tomentosa' 或柚 *Citrus grandis*（L.）Osbeck 的未成熟或近成熟的干燥外层果皮。

生境分布　栽培于丘陵或低山地带。分布于广东化州、廉江、遂溪、徐闻，广西南宁、博白，浙江、江西、台湾、湖北、湖南、四川、贵州、云南等地均有栽培。

采收加工　夏季果实未成熟时采收，置沸水中略烫后，将果皮割成5或7瓣，除去果瓤及部分中果皮，压制成形，干燥。

性味归经　辛、苦，温。归肺、脾经。

功效主治　理气宽中，燥湿化痰。主治风寒咳嗽，咽痒痰多，食积伤酒，呕恶痞闷。

用法用量　内服：3~6克，水煎服。

使用注意　气虚及阴虚有燥痰者不宜服。

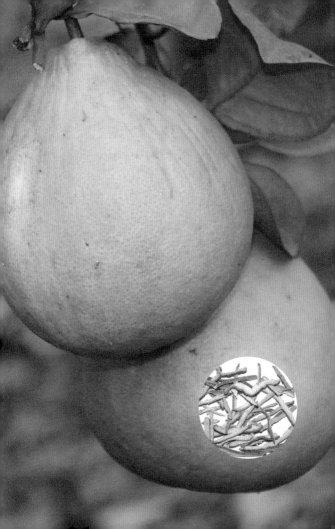

槐花

别　　名　豆槐、槐米、槐蕊、金药树、护房树。

来　　源　本品为豆科植物槐*Sophora japonica* L.的干燥花及花蕾。

生境分布　生长于向阳、疏松、肥沃、排水良好的环境。全国大部分地区均有分布。

采收加工　夏季花将开放时采收，及时干燥，除去枝、梗及杂质。前者习称"槐花"，后者习称"槐米"。

性味归经　苦，微寒。归肝、大肠经。

功效主治　清肝泻火，凉血止血。主治便血，痔血，血痢，崩漏，吐血，衄血，肝热目赤，头痛眩晕。

用法用量　内服：5～10克，水煎服。

使用注意　脾胃虚寒者慎用。

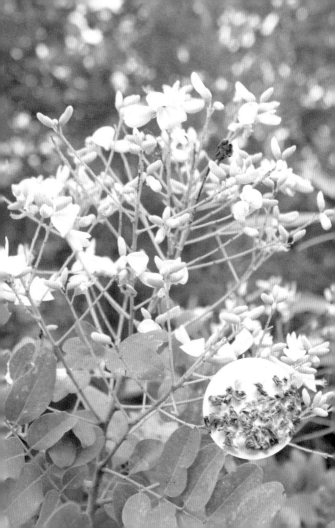

黄柏

别　名　黄檗、元柏、檗木、檗皮。习称"川黄柏"。

来　源　本品为芸香科植物黄皮树 *Phellodendron chinense* Schneid.的干燥树皮。

生境分布　生长于沟边、路旁，土壤比较肥沃的潮湿地。关黄柏分布于辽宁、吉林、河北等地；川黄柏分布于四川、贵州、湖北、云南等地。

采收加工　剥取树皮后，除去粗皮，晒干。

性味归经　苦，寒。归肾、膀胱经。

功效主治　清热燥湿，泻火除蒸，解毒疗疮。主治湿热泻痢，黄疸尿赤，带下阴痒，热淋涩痛，脚气痿躄，骨蒸劳热，盗汗，遗精，疮疡肿毒，湿疹湿疮。盐黄柏滋阴降火。主治阴虚火旺，盗汗骨蒸。

用法用量　内服：3～12克，水煎服。外用：适量。

使用注意　脾胃虚寒者忌用。

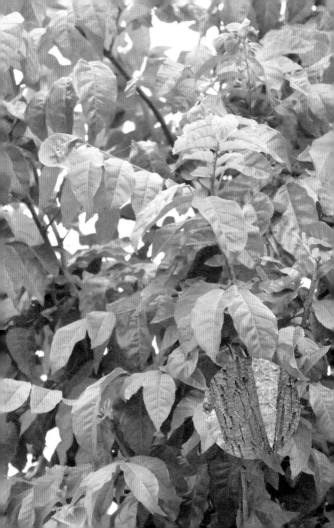

黄精

别　名　菟竹、鹿竹、重楼、鸡头参、白及黄精、玉竹黄精。

来　源　本品为百合科植物滇黄精 *Polygonatum kingianum* Coll.et Hemsl.、黄精 *Polygonatum sibiricum* Red.或多花黄精 *Polygonatum cyrtonema* Hua 的干燥根茎。按形状不同，习称"大黄精""鸡头黄精""姜形黄精"。

生境分布　生长于土层较深厚、疏松肥沃、排水和保水性能较好的壤土中。分布于贵州、湖南、浙江、广西、河北、河南、湖北等地。

采收加工　春、秋二季采挖，除去须根，洗净，置沸水中略烫或蒸至透心，干燥。

性味归经　甘，平。归肺、脾、肾经。

功效主治　补气养阴，健脾，润肺，益肾。主治脾胃气虚，体倦乏力，胃阴不足，口干食少，肺虚燥咳，劳嗽咳血，精血不足，腰膝酸软，须发早白，内热消渴。

用法用量　内服：9～15克，水煎服。

使用注意　凡脾虚有湿、咳嗽痰多、中寒便溏及痞满气滞者不宜服。

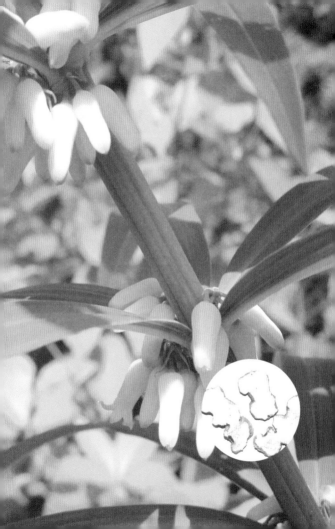

黄连

别　名 川连、尾连、姜连、萸连、川黄连、萸黄连。

来　源 本品为毛茛科植物黄连*Coptis chinensis* Franch.、三角叶黄连*Coptis deltoidea* C. Y. Cheng et Hsiao或云连*Coptis teeta* Wall.的干燥根茎。以上三种分别习称"味连""雅连""云连"。

生境分布 生长于海拔1000～1900米的山谷、凉湿荫蔽密林中，也有栽培品。分布于我国中部及南部各地。四川、云南产量较大。

采收加工 秋季采挖，除去须根及泥沙，干燥，撞去残留须根。

性味归经 苦，寒。归心、脾、胃、肝、胆、大肠经。

功效主治 清热燥湿，泻火解毒。主治湿热痞满，呕吐吞酸，泻痢，黄疸，高热神昏，心火亢盛，心烦不寐，心悸不宁，血热吐衄，目赤，牙痛，消渴，痈肿疔疮；外治湿疹，湿疮，耳道流脓。酒黄连善清上焦火热，主治目赤，口疮。姜黄连清胃和胃止呕，主治寒热互结，湿热中阻，痞满呕吐。萸黄连疏肝和胃止呕，主治肝胃不和，呕吐吞酸。

用法用量 内服：2～5克，水煎服。外用：适量。

使用注意 苦寒易伤脾胃，故脾胃虚寒者慎用。

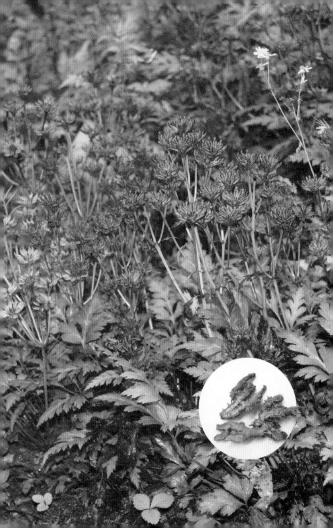

黄芪

别　名　黄耆、箭芪、绵芪、绵黄芪。

来　源　本品为豆科植物蒙古黄芪 *Astragalus membranaceus*（Fisch.）Bge. var. *mongholicus*（Bge.）Hsiao 或膜荚黄芪 *Astragalus membranaceus*（Fisch.）Bge.的干燥根。

生境分布　生长于土层深厚、土质疏松、肥沃、排水良好、向阳干燥的中性或微酸性沙质壤土，平地或向阳的山坡均可种植。分布于山西、黑龙江、内蒙古等地，以山西雁北、忻州地区产棉芪、内蒙古及东北栽培品为优。

采收加工　春、秋二季采挖，除去须根和根头，晒干。

性味归经　甘，微温。归肺、脾经。

功效主治　补气升阳，固表止汗，利水消肿，生津养血，行滞通痹，托毒排脓，敛疮生肌。主治气虚乏力，食少便溏，中气下陷，久泻脱肛，便血崩漏，表虚自汗，气虚水肿，内热消渴，血虚萎黄，半身不遂，痹痛麻木，痈疽难溃，久溃不敛。

用法用量　内服：9～30克，水煎服。

使用注意　疮疡初起、表实邪盛及阴虚阳亢者不宜用。

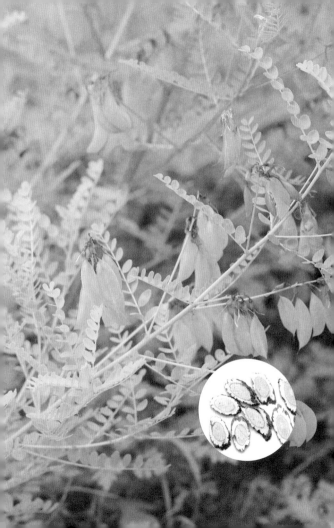

黄芩

别　　名　山茶根、黄芩茶、土金茶根。

来　　源　本品为唇形科植物黄芩*Scutellaria baicalensis* Georgi的干燥根。

生境分布　生长于山顶、林缘、路旁、山坡等向阳较干燥的地方。分布于河北、山西、内蒙古以及河南、陕西等地。以山西产量最多，河北承德产者质量最好。

采收加工　春、秋二季采挖，除去须根和泥沙，晒后撞去粗皮，晒干。

性味归经　苦，寒。归肺、脾、胆、大肠、小肠经。

功效主治　清热燥湿，泻火解毒，安胎，止血。主治湿温、暑湿、胸闷呕恶，湿热痞满，泻痢，黄疸，肺热咳嗽，高热烦渴，血热吐衄，痈肿疮毒，胎动不安。

用法用量　内服：3～10克，水煎服。

使用注意　苦寒伤胃，脾胃虚寒者不宜使用。

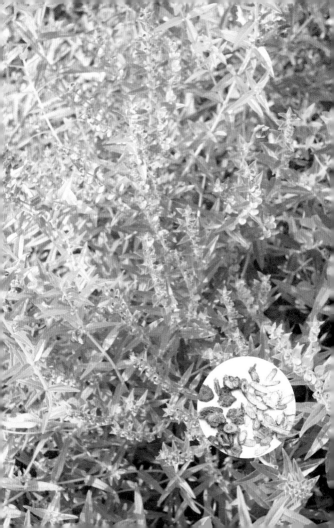

火麻仁

别　　名　火麻、大麻仁、线麻子。

来　　源　本品为桑科植物大麻*Cannabis sativa* L.的干燥成熟种子。

生境分布　我国各地均有栽培，也有半野生。分布于东北、华北、华东、中南等地。

采收加工　秋季果实成熟时采收，除去杂质，晒干。

性味归经　甘，平。归脾、胃、大肠经。

功效主治　润肠通便。主治血虚津亏，肠燥便秘。

用法用量　内服：10～15克，水煎服。

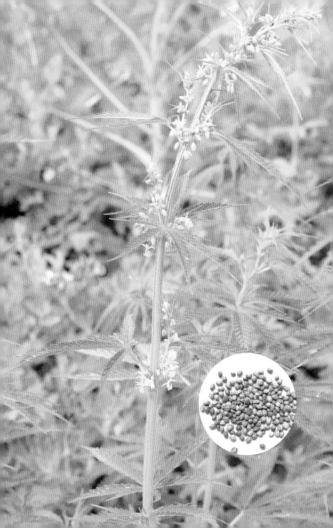

鸡骨草

别　名　大黄草、石门坎、黄食草、红母鸡草、细叶龙鳞草。

来　源　本品为豆科植物广州相思子*Abrus cantoniensis* Hance的干燥全株。

生境分布　生长于山地或旷野灌木林边。分布于广东、广西等地。

采收加工　全年均可采挖，除去泥沙，干燥。

性味归经　甘、微苦，凉。归肝、胃经。

功效主治　利湿退黄，清热解毒，疏肝止痛。主治湿热黄疸，胁肋不舒，胃脘胀痛，乳痈肿痛。

用法用量　内服：15～30克，水煎服。

使用注意　本品种子有毒，不能入药，用时必须把豆荚全部摘除。

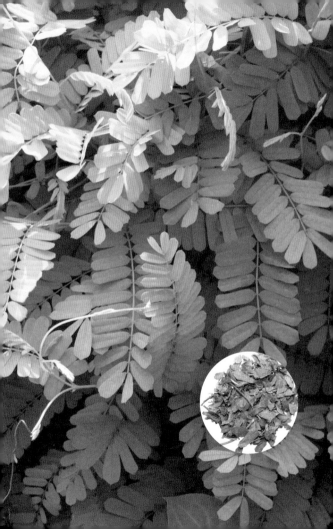

鸡冠花

别　　名　鸡髻花、鸡公花、鸡角根、红鸡冠、老来红、大头鸡冠、凤尾鸡冠。

来　　源　本品为苋科植物鸡冠花*Celosia cristata* L.的干燥花序。

生境分布　生长于一般土壤，喜温暖干燥气候，怕干旱，喜阳光，不耐涝。全国大部分地区均有栽培。

采收加工　秋季花盛开时采收，晒干。

性味归经　甘、涩，凉。归肝、大肠经。

功效主治　收敛止血，止带止痢。主治吐血，崩漏，便血，痔血，赤白带下，久痢不止。

用法用量　内服：6～12克，水煎服。

使用注意　本品为凉性的止泻痢、止血之品，故用于赤白下痢、痔漏下血、咯血、吐血、崩漏出血兼有热象者最为适宜。

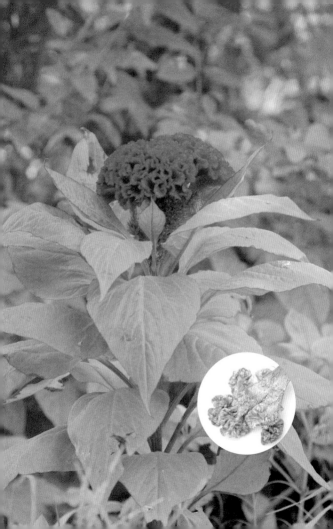

鸡血藤

别　名　红藤、活血藤、大血藤、血风藤、猪血藤、血龙藤。

来　源　本品为豆科植物密花豆*Spatholobus suberectus* Dunn的干燥藤茎。

生境分布　生长于灌木丛中或山野间。分布于广西、广东、江西、福建、云南、四川等地。

采收加工　秋、冬二季采收，除去枝叶，切片，晒干。

性味归经　苦、甘，温。归肝、肾经。

功效主治　活血补血，调经止痛，舒筋活络。主治月经不调，痛经，经闭，风湿痹痛，麻木瘫痪，血虚萎黄。

用法用量　内服：9～15克，水煎服。

使用注意　月经过多者慎用。

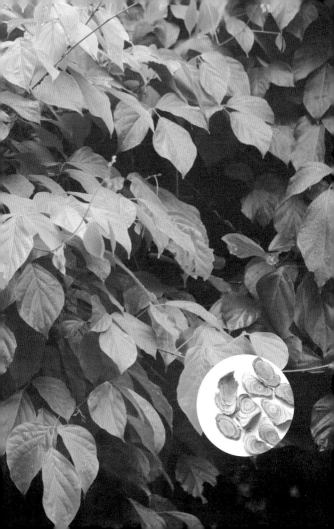

积雪草

别　名　崩大碗、马蹄草、雷公根、蚶壳草、铜钱草、落得打。

来　源　本品为伞形科植物积雪草*Centella asiatica*（L.）Urb.的干燥全草。

生境分布　喜生于湿润的河岸、沼泽、草地中。原产于印度，现广泛分布于世界热带、亚热带地区，在我国主要分布于长江以南各地。

采收加工　夏、秋二季采收，除去泥沙，晒干。

性味归经　苦、辛，寒。归肝、脾、肾经。

功效主治　清热利湿，解毒消肿。主治湿热黄疸，中暑腹泻，石淋血淋，痈肿疮毒，跌仆损伤。

用法用量　内服：15～30克，水煎服。

使用注意　虚寒者忌用。

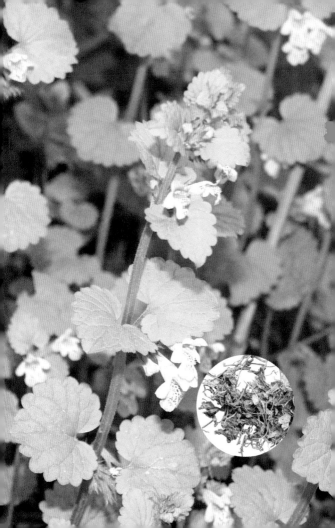

急性子

别　名　透骨草、凤仙花、指甲花。

来　源　本品为凤仙花科植物凤仙花*Impatiens balsamina* L.的干燥成熟种子。

生境分布　全国各地均有栽培。分布于江苏、浙江、河北、安徽等地。

采收加工　夏、秋二季果实即将成熟时采收，晒干，除去杂质和果皮。

性味归经　微苦、辛，温；有小毒。归肺、肝经。

功效主治　破血，软坚，消积。主治癥瘕痞块，经闭，噎膈。

用法用量　内服：3～5克，水煎服。

使用注意　内无瘀积者及孕妇忌用。

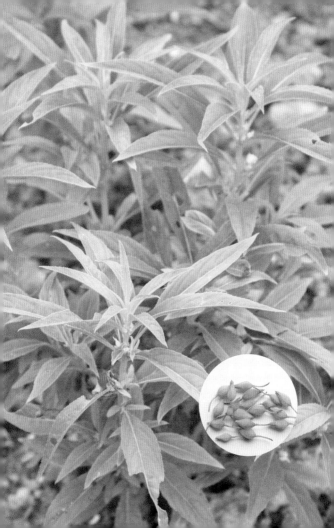

蒺藜

别　名　硬蒺藜、蒺骨子、刺蒺藜。

来　源　本品为蒺藜科植物蒺藜 *Tribulus terrestris* L.的干燥成熟果实。

生境分布　生长于田野、路旁及河边草丛。全国各地均产；主要分布在河南、河北、山东、安徽、江苏、四川、山西、陕西等地。

采收加工　秋季果实成熟时采割植株，晒干，打下果实，除去杂质。

性味归经　辛、苦，微温；有小毒。归肝经。

功效主治　平肝解郁，活血祛风，明目，止痒。主治头痛眩晕，胸胁胀痛，乳闭乳痈，目赤翳障，风疹瘙痒。

用法用量　内服：6～10克，水煎服。

使用注意　血虚气弱及孕妇慎服。

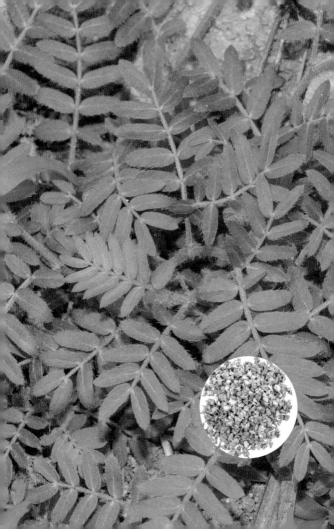

姜黄

别　名　黄姜、毛姜黄、宝鼎香、黄丝郁。

来　源　本品为姜科植物姜黄 *Curcuma longa* L. 的干燥根茎。

生境分布　生长于排水良好、土层深厚、疏松肥沃的沙质壤土。分布于四川、福建等地。

采收加工　冬季茎叶枯萎时采挖，洗净，煮或蒸至透心，晒干，除去须根。

性味归经　辛、苦，温。归肝、脾经。

功效主治　破血行气，通经止痛。主治胸胁刺痛，胸痹心痛，痛经经闭，癥瘕，风湿肩臂疼痛，跌仆肿痛。

用法用量　内服：3~10克，水煎服。外用：适量。

使用注意　孕妇慎服。

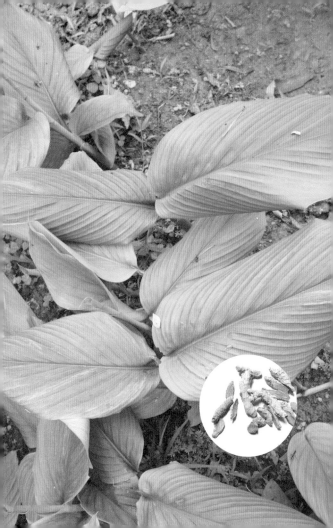

降香

别　名　降真、降真香、紫藤香、花梨母。

来　源　本品为豆科植物降香檀*Dalbergia odorifera* T. Chen树干和根的干燥心材。

生境分布　生长于中海拔地区的山坡疏林中、林边或村旁。分布于广东、广西、云南等地。

采收加工　全年均可采收，除去边材，阴干。

性味归经　辛，温。归肝、脾经。

功效主治　化瘀止血，理气止痛。主治吐血，衄血，外伤出血，肝郁胁痛，胸痹刺痛，跌仆伤痛，呕吐腹痛。

用法用量　内服：9~15克，水煎服，后下。外用：适量，研末敷患处。

使用注意　血热妄行、色紫浓厚、脉实便秘者禁用。

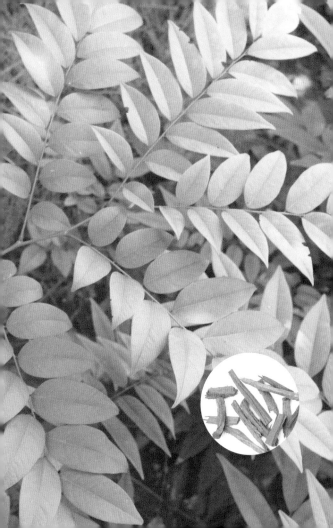

金果榄

别　名 地苦胆、山慈姑、九牛胆、青鱼胆、九龙胆
（九龙蛋）。

来　源 本品为防己科植物青牛胆*Tinospora sagittata*
（Oliv.）Gagnep.或金果榄*Tinospora capillipes* Gagnep.的干
燥块根。

生境分布 金果榄生长于疏林下或灌木丛中，有时也生长于
山上岩石旁边的红壤地中。分布于广东、广西、贵州等地。

采收加工 秋、冬二季采挖，除去须根，洗净，晒干。

性味归经 苦，寒。归肺、大肠经。

功效主治 清热解毒，利咽止痛。主治咽喉肿痛，痈疽疔
毒，泄泻，痢疾，脘腹疼痛。

用法用量 内服：3～9克，水煎服。外用：适量，研末
吹喉或醋磨涂敷患处。

使用注意 脾胃虚弱者慎服。

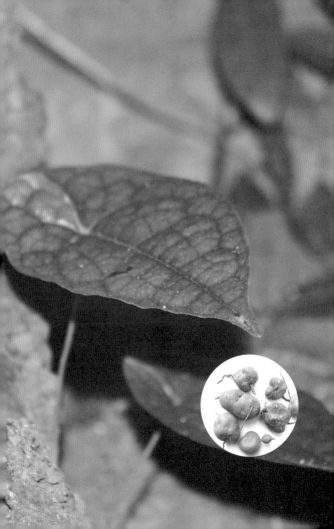

金钱草

别　　名　对座草、金钱草、过路黄、对叶金钱草、大叶金钱草。

来　　源　本品为报春花科植物过路黄*Lysimachia christinae* Hance的干燥全草。

生境分布　生长于山坡路旁、沟边及林缘阴湿处。江南各地均有分布。

采收加工　夏、秋二季采收，除去杂质，晒干。

性味归经　甘、咸，微寒。归肝、胆、肾、膀胱经。

功效主治　除湿退黄，利尿通淋，解毒消肿。主治湿热黄疸，胆胀胁痛，石淋，热淋，小便涩痛，痈肿疔疮，蛇虫咬伤。

用法用量　内服：15～60克，水煎服。

使用注意　凡阴疽诸毒、脾虚泄泻者，忌捣汁生服。

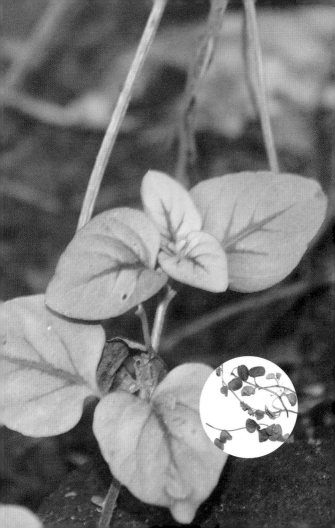

金荞麦

别　名　苦荞麦、天荞麦、野桥荞麦。

来　源　本品为蓼科植物金荞麦*Fagopyrum dibotrys*（D. Don）Hara的干燥根茎。

生境分布　生长于山坡、旷野、路边及溪沟较阴湿处。分布于长江流域以南各地。

采收加工　冬季采挖，除去茎和须根，洗净，晒干。

性味归经　微辛、涩，凉。归肺经。

功效主治　清热解毒，排脓祛瘀。主治肺痈吐脓，肺热喘咳，乳蛾肿痛。

用法用量　内服：15～45克，用水或黄酒隔水密闭炖服。

使用注意　据江苏南通经验，必须隔水炖汁服，煎服则疗效不显著。

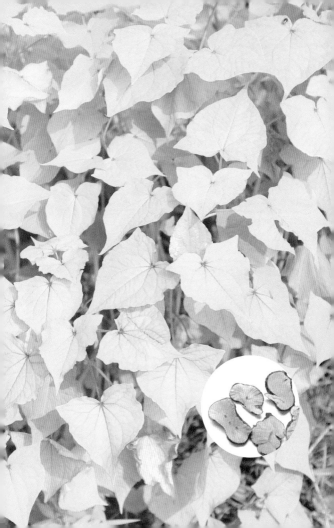

金银花

别　名 忍冬、银藤、金银藤、子风藤、鸳鸯藤、二色花藤。

来　源 本品为忍冬科植物忍冬*Lonicera japonica* Thunb. 的干燥花蕾或待初开的花。

生境分布 生长于路旁、山坡灌木丛或疏林中。我国南北各地均有分布，以山东产量大，河南新密质佳。

采收加工 夏初花开放前采收，干燥。

性味归经 甘，寒。归肺、心、胃经。

功效主治 清热解毒，疏散风热。主治痈肿疔疮，喉痹，丹毒，热毒血痢，风热感冒，温病发热。

用法用量 内服：6~15克，水煎服。

使用注意 脾胃虚寒及气虚疮疡脓清者忌用。

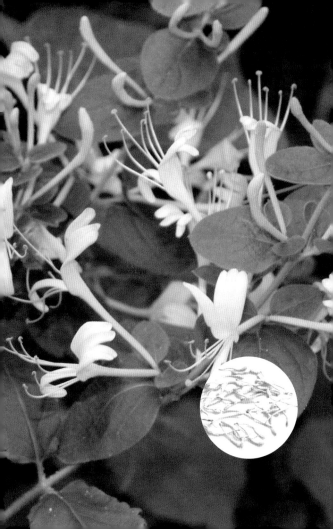

金樱子

别　名　刺榆子、野石榴、山石榴、刺梨子。

来　源　本品为蔷薇科植物金樱子*Rosa laevigata* Michx. 的干燥成熟果实。

生境分布　生长于向阳多石山坡灌木丛中。分布于广东、四川、云南、湖北、贵州等地。

采收加工　10～11月果实成熟变红时采收，干燥，除去毛刺。

性味归经　酸、甘、涩，平。归肾、膀胱、大肠经。

功效主治　固精缩尿，固崩止带，涩肠止泻。主治遗精滑精，遗尿尿频，崩漏带下，久泻久痢。

用法用量　内服：6～12克，水煎服。

使用注意　本品功专收敛，故有实邪者不宜用。

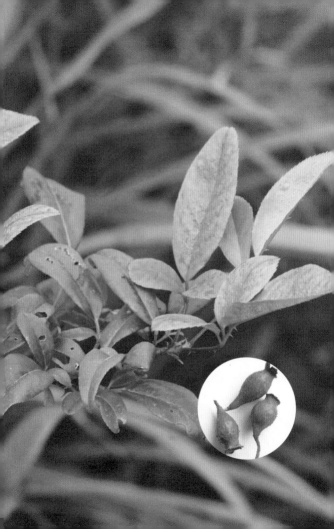

锦灯笼

别　名　挂金灯、灯笼果、红灯笼。

来　源　本品为茄科植物酸浆 *Physalis alkekengi* L.var. *franchetii*（Mast.）Makino 的干燥宿萼或带果实的宿萼。

生境分布　多为野生，常生长于山野、林缘等地。分布于吉林、河北、新疆、山东等地。

采收加工　秋季果实成熟、宿萼呈红色或红黄色时摘下，晒干。

性味归经　苦，寒。归肺经。

功效主治　清热解毒，利咽化痰，利尿通淋。主治咽痛音哑，痰热咳嗽，小便不利，热淋涩痛；外治天疱疮，湿疹。

用法用量　内服：5～9 克，水煎服。外用：适量，捣敷患处。

使用注意　脾虚泄泻者忌用；有堕胎作用，孕妇忌用。

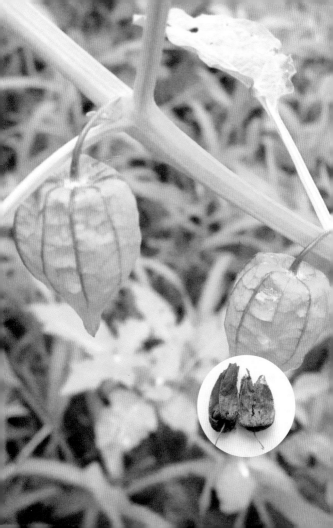

荆芥

别　名　线荠、假苏、姜芥、稳齿菜、香荆荠、四棱杆蒿、猫薄荷假苏。

来　源　本品为唇形科植物荆芥*Schizonepeta tenuifolia* Briq.的干燥地上部分。

生境分布　多为栽培。全国各地均有出产，其中以江苏、浙江、江西、湖北、河北为主要产区。

采收加工　夏、秋二季花开到顶、穗绿时采割，除去杂质，晒干。

性味归经　辛，微温。归肺、肝经。

功效主治　解表散风，透疹消疮。主治感冒，头痛，麻疹，风疹，疮疡初起。

用法用量　内服：5～10克，水煎服。

使用注意　本品性主升散，凡表虚自汗、阴虚头痛者忌服。

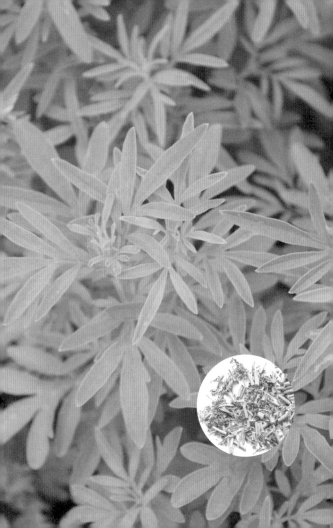

桔梗

JIE GENG

别　名　白药、梗草、卢茹、苦梗、大药、苦菜根。

来　源　本品为桔梗科植物桔梗*Platycodon grandiflorum*（Jacq.）A. DC.的干燥根。

生境分布　适宜在土层深厚、排水良好、土质疏松而含腐殖质的沙质壤土上栽培。我国大部分地区均产。以华北、东北地区产量较大，华东地区、安徽产者品质较优。

采收加工　春、秋二季采挖，洗净，除去须根，趁鲜刮去外皮或不去外皮，干燥。

性味归经　苦、辛，平。归肺经。

功效主治　宣肺利咽，祛痰排脓。主治咳嗽痰多，胸闷不畅，咽痛音哑，肺痈吐脓。

用法用量　内服：3～10克，水煎服。

使用注意　凡阴虚久咳及有咳血倾向者均不宜用。

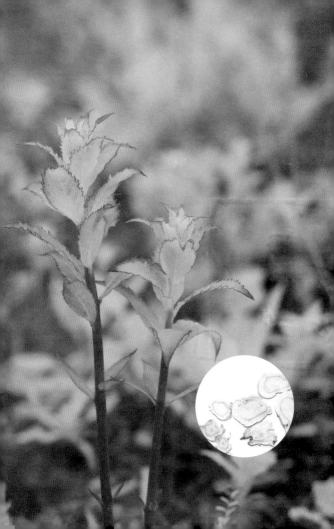

菊花

别　名　菊华、真菊、金菊、日精、九华、节花、药菊、金蕊、甘菊。

来　源　本品为菊科植物菊*Chrysanthemum morifolium* Ramat.的干燥头状花序。

生境分布　喜温暖湿润，阳光充足，忌遮阴。耐寒，稍耐旱，怕水涝，喜肥。菊花均系栽培，全国大部分省份均有种植，其中以安徽、浙江、河南、四川等地为主产区。

采收加工　9～11月花盛开时分批采收，阴干或烘干，或熏、蒸后晒干。药材按产地和加工方法不同，分为"亳菊""滁菊""贡菊""杭菊""怀菊"。

性味归经　甘、苦，微寒。归肺、肝经。

功效主治　疏散风热，平肝明目，清热解毒。主治风热感冒，头痛眩晕，目赤肿痛，眼目昏花，疮痈肿毒。

用法用量　内服：5～10克，水煎服。

使用注意　气虚胃寒、食减泄泻的患者慎服。

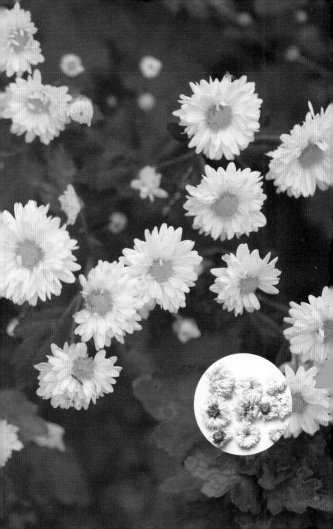

卷柏

别　名　石柏、岩柏草、黄疸卷柏、九死还魂草。

来　源　本品为卷柏科植物卷柏*Selaginella tamariscina*（Beauv.）Spring 或垫状卷柏Selaginella pulvinata（Hook. et Grev.）Maxim.的干燥全草。

生境分布　生长于山地岩壁上。分布于广东、广西、福建、江西、浙江、湖南、河北、辽宁等地。

采收加工　全年均可采收，除去须根和泥沙，晒干。

性味归经　辛，平。归肝、心经。

功效主治　活血通经。主治经闭痛经，癥瘕痞块，跌仆损伤。卷柏炭化瘀止血，主治吐血，崩漏，便血，脱肛。

用法用量　内服：5～10克，水煎服。

使用注意　孕妇慎用。

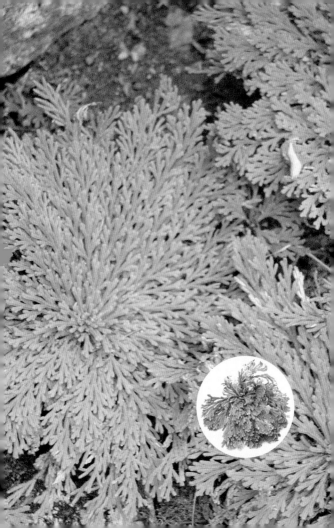

决明子

别　　名　羊明、羊角、草决明、还瞳子、马蹄决明。

来　　源　本品为豆科植物钝叶决明*Cassia obtusifolia* L.或决明（小决明）*Cassia tora* L.的干燥成熟种子。

生境分布　生长于村边、路旁和旷野等处。分布于安徽、广西、四川、浙江、广东等地，南北各地均有栽培。

采收加工　秋季采收成熟果实，晒干，打下种子，除去杂质。

性味归经　甘、苦、咸，微寒。归肝、大肠经。

功效主治　清肝明目，润肠通便。主治目赤涩痛，羞明多泪，头痛眩晕，目暗不明，大便秘结。

用法用量　内服：9～15克，水煎服。

使用注意　气虚便溏者慎用。

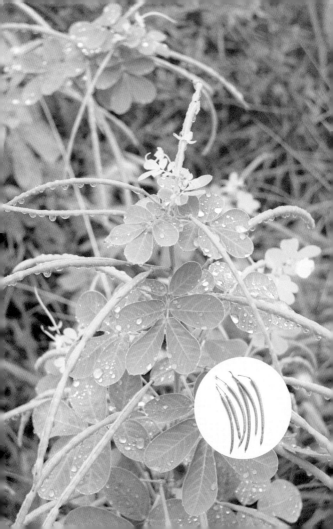

苦参

别　　名　苦骨、地参、川参、牛参、地骨、凤凰爪、野槐根、山槐根。

性味归经　苦，寒。归心、肝、胃、大肠、膀胱经。

来　　源　本品为豆科植物苦参*Sophora flavescens* Ait.的干燥根。

生境分布　生长于沙地或向阳山坡草丛中及溪沟边。我国各地均产。

采收加工　春、秋二季采挖，除去根头和小支根，洗净，干燥，或趁鲜切片，干燥。

功效主治　清热燥湿，杀虫，利尿。主治热痢，便血，黄疸尿闭，赤白带下，阴肿阴痒，湿疹，湿疮，皮肤瘙痒，疥癣麻风；外治滴虫性阴道炎。

用法用量　内服：4.5～9克，水煎服。外用：适量，煎汤洗患处。

使用注意　不宜与藜芦同用。

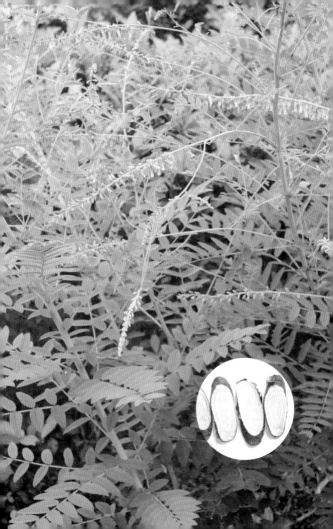

苦玄参

别　名 鱼胆草、蛇总管、四环素草。

来　源 本品为玄参科植物苦玄参 *Picria fel-terrae* Lour.的干燥全草。

生境分布 分布于广东、广西、贵州、云南南部。

采收加工 秋季采收，除去杂质，晒干。

性味归经 苦，寒。归肺、胃、肝经。

功效主治 清热解毒，消肿止痛。主治风热感冒，咽喉肿痛，喉痹，痄腮，脘腹疼痛，痢疾，跌打损伤，疔肿，毒蛇咬伤。

用法用量 内服：9~15克，水煎服。外用：适量。

使用注意 脾胃虚寒腹胀便溏者忌。

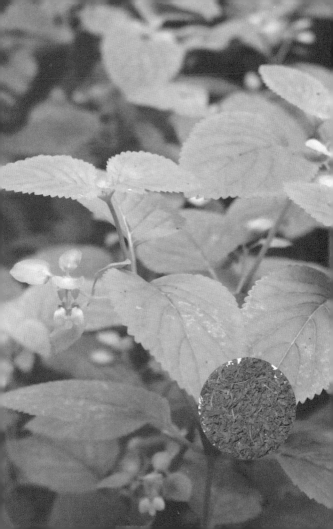

款冬花

别　　名　冬花、款花、艾冬花、看灯花、九九花。

来　　源　本品为菊科植物款冬*Tussilago farfara* L.的干燥花蕾。

生境分布　栽培或野生于河边、沙地。栽培与野生均有。分布于河南、甘肃、山西、陕西等地。甘肃灵台产者称"灵台冬花"，品质最优。

采收加工　12月或地冻前当花尚未出土时采挖，除去花梗及泥沙，阴干。本品不宜日晒，不可见雾、露、雨和雪，否则不易保持色泽鲜艳。

性味归经　辛、微苦，温。归肺经。

功效主治　润肺下气，止咳化痰。主治新久咳嗽，喘咳痰多，劳嗽咳血。

用法用量　内服：5～10克，水煎服。

使用注意　大便溏泄者不宜用。

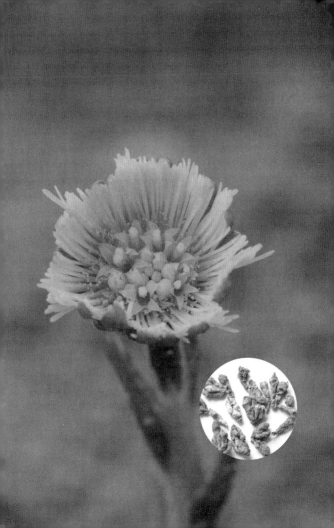

莱菔子

别　　名　萝卜子、萝白子、菜头子。

来　　源　本品为十字花科植物萝卜 *Raphanus sativus* L.的干燥成熟种子。

生境分布　我国各地均产。

采收加工　夏季果实成熟时采割植株，晒干，搓出种子，除去杂质，再晒干。

性味归经　辛、甘，平。归脾、胃、肺经。

功效主治　消食除胀，降气化痰。主治饮食停滞，脘腹胀痛，大便秘结，积滞泻痢，痰壅喘咳。

用法用量　内服：5～12克，水煎服。

使用注意　本品辛散耗气，气虚及无积滞者忌用。不宜与人参同用。

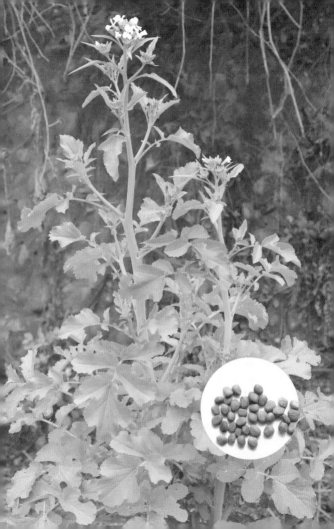

狼毒

别　名　断肠草、拔萝卜、燕子花、馒头花、瑞香狼毒。

来　源　本品为大戟科植物月腺大戟*Euphorbia ebracteolata* Hayata或狼毒大戟*Euphorbia fischeriana* Steud.的干燥根。

生境分布　生长于海拔2600～4200米的干燥向阳的高山草坡、草坪或河滩等地。分布于我国北方各省区及西南地区。俄罗斯西伯利亚也有分布。

采收加工　春、秋二季采挖，洗净，切片，晒干。

性味归经　辛，平；有毒。归肝、脾经。

功效主治　散结，杀虫。外用于淋巴结结核、皮癣；灭蛆。

用法用量　外用：熬膏外敷。

使用注意　不宜与密陀僧同用。

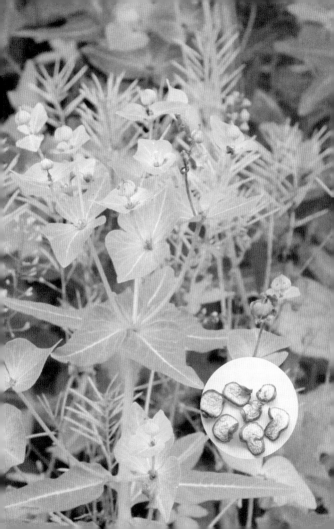

连钱草

别　名　地蜈蚣、铜钱草、蜈蚣草、野花生、仙人对坐草、神仙对坐草。

来　源　本品为唇形科植物活血丹 *Glechoma longituba*（Nakai）Kupr.的干燥地上部分。

生境分布　生长于田野、林缘、路边、林间草地、溪边河畔或村旁阴湿草丛中。除西北、内蒙古外，全国各地均有分布。

采收加工　春至秋季采收，除去杂质，晒干。

性味归经　辛、微苦，微寒。归肝、肾、膀胱经。

功效主治　利湿通淋，清热解毒，散瘀消肿。主治热淋，石淋，湿热黄疸，疮痈肿痛，跌打损伤。

用法用量　内服：15～30克，水煎服。外用：适量，煎汤洗。

使用注意　阴疽、血虚者及孕妇忌服。忌捣汁生服。

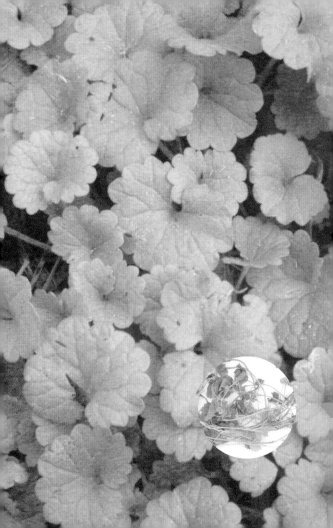

连翘

别　名　连壳、青翘、落翘、黄花条、黄奇丹。

来　源　本品为木犀科植物连翘 *Forsythia suspensa*（Thunb.）Vahl的干燥果实。

生境分布　生长于山野荒坡或栽培。分布于山西、河南、陕西等地。

采收加工　秋季果实初熟尚带绿色时采收，除去杂质，蒸熟，晒干，习称"青翘"；果实熟透时采收，晒干，除去杂质，习称"老翘"。

性味归经　苦，微寒。归肺、心、小肠经。

功效主治　清热解毒，消肿散结，疏散风热。主治痈疽，瘰疬，乳痈，丹毒，风热感冒，温病初起，温热入营，高热烦渴，神昏发斑，热淋涩痛。

用法用量　内服：6～15克，水煎服。

使用注意　脾胃虚寒及气虚脓清者不宜用。

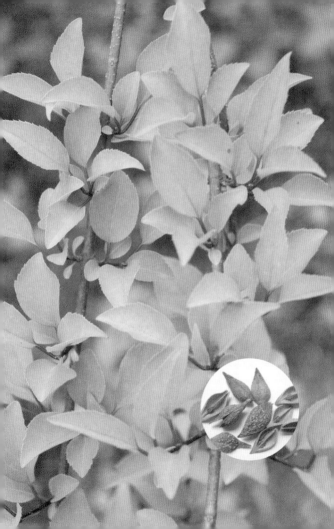

莲须

别　名 无。

来　源 本品为睡莲科植物莲 *Nelumbo nucifera* Gaertn. 的干燥雄蕊。

生境分布 见"莲子"项下。

采收加工 夏季花开时选晴天采收，盖纸晒干或阴干。

性味归经 甘、涩，平。归心、肾经。

功效主治 固肾涩精。主治遗精滑精，带下尿频。

用法用量 内服：3~5克，水煎服。

使用注意 小便不利者勿服。

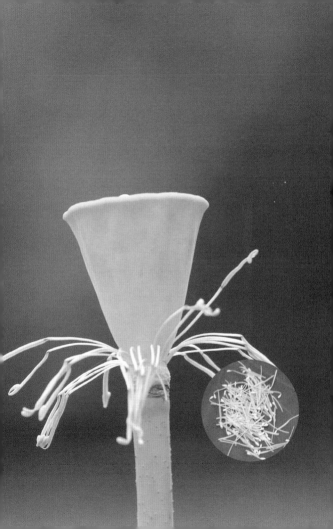

两面针

别　　名　两背针、双面针、双面刺、叶下穿针、入地金牛、红心刺刁根。

来　　源　本品为芸香科植物两面针 *Zanthoxylum nitidum* （Roxb.）DC.的干燥根。

生境分布　生长于山野。分布于华南各省及台湾、云南各地。

采收加工　全年可采挖，洗净，切片或段，晒干。

性味归经　苦、辛，平；有小毒。归肝、胃经。

功效主治　活血化瘀，行气止痛，祛风通络，解毒消肿。主治跌仆损伤，胃痛，牙痛，风湿痹痛，毒蛇咬伤；外治烧烫伤。

用法用量　内服：5～10克，水煎服。外用：适量，研末调敷或煎水洗患处。

使用注意　不能过量服用，忌与酸味食物同服。

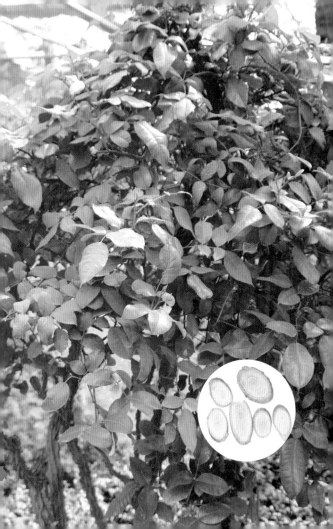

灵芝

别　名　赤芝、红芝、木灵芝、菌灵芝、万年蕈、灵芝草。

来　源　本品为多孔菌科真菌赤芝 *Ganoderma lucidum* （Leyss.ex Fr.）Karst. 或紫芝 *Ganoderma sinense* Zhao，Xu et Zhang的干燥子实体。

生境分布　全国大部分地区有栽培，南方庐山最为出名。

采收加工　全年采收，除去杂质，剪除附有朽木、泥沙或培养基质的下端菌柄，阴干或在40～50 ℃烘干。

性味归经　甘，平。归心、肺、肝、肾经。

功效主治　补气安神，止咳平喘。主治心神不宁，失眠心悸，肺虚咳喘，虚劳短气，不思饮食。

用法用量　内服：6～12克，水煎服。

使用注意　实证者慎服。

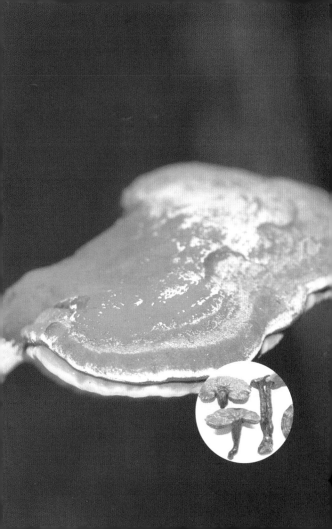

凌霄花

别　名　紫葳、中国霄、拿不走、大花凌霄。

来　源　本品为紫葳科植物凌霄 *Campsis grandiflora*（Thunb.）K. Schum. 或美洲凌霄 *Campsis radicans*（L.）Seem. 的干燥花。

生境分布　生长于墙根、树旁、竹篱边。全国各地均有，主要分布于江苏、浙江等地。

采收加工　夏、秋二季花盛开时采摘，干燥。

性味归经　甘、酸，寒。归肝、心包经。

功效主治　活血通经，凉血祛风。主治月经不调，经闭癥瘕，产后乳肿，风疹发红，皮肤瘙痒，痤疮。

用法用量　内服：5～9克，水煎服。

使用注意　孕妇慎用。

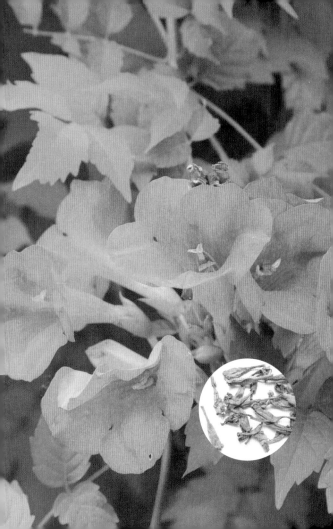

龙胆

别　名　陵游、胆草、草龙胆、龙胆草、地胆草、苦龙胆草。

来　源　本品为龙胆科植物条叶龙胆 *Gentiana manshurica* Kitag.、龙胆 *Gentiana scabra* Bge.、三花龙胆 *Gentiana triflora* Pall. 或坚龙胆 *Gentiana rigescens* Franch.的干燥根和根茎。

生境分布　生长于山坡草丛、灌木丛中及林缘。分布于黑龙江、吉林、辽宁、内蒙古、河北、山东、江苏、安徽、浙江、福建、江西、湖南、湖北、贵州、四川、广东、广西等地。

采收加工　春、秋二季采挖，洗净，干燥。

性味归经　苦，寒。归肝、胆经。

功效主治　清热燥湿，泻肝胆火。主治湿热黄疸，阴肿阴痒，带下，湿疹瘙痒，肝火目赤，耳鸣耳聋，胁痛口苦，强中，惊风抽搐。

用法用量　内服：3~6克，水煎服。

使用注意　脾胃虚弱作泄及无湿热实火者忌服。

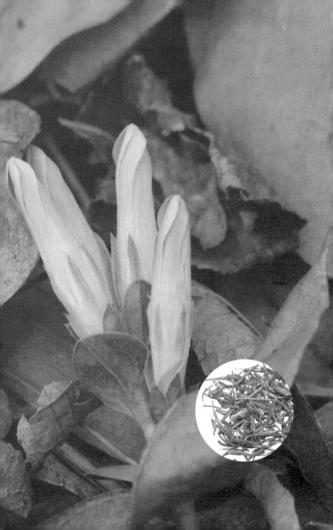

龙眼肉

别　名　元肉、圆眼、龙目、桂圆、比目、龙眼干、桂圆肉、荔枝奴。

来　源　本品为无患子科植物龙眼*Dimocarpus longan* Lour.的假种皮。

生境分布　生长于低山丘陵台地半常绿季雨林。分布于福建、广西、台湾、广东等地，云南、贵州、四川等地也有栽培。

采收加工　夏、秋二季采收成熟果实，干燥，除去壳、核，晒至干爽不黏。

性味归经　甘，温。归心、脾经。

功效主治　补益心脾，养血安神。主治气血不足，心悸怔忡，失眠健忘，血虚萎黄。

用法用量　内服：9～15克，水煎服。

使用注意　湿阻中满及有停饮者不宜用。

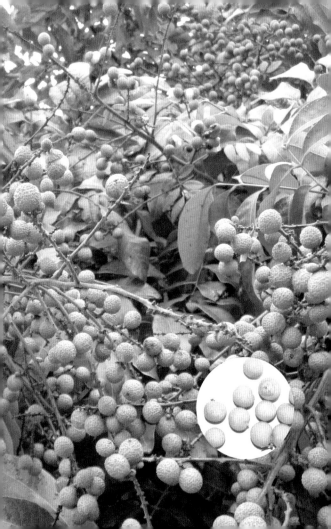

漏芦

别　名　野兰、鹿骊、鬼油麻、和尚头、大头翁、独花山牛蒡。

来　源　本品为菊科植物祁州漏芦*Rhaponticum uniflorum*（L.）DC.的干燥根。

生境分布　生长于向阳的草地、路边、山坡。祁州漏芦分布于河北、辽宁、山西等地；禹州漏芦分布于湖北、安徽、河南等地。

采收加工　春、秋二季采挖，除去须根及泥沙，晒干。

性味归经　苦，寒。归胃经。

功效主治　清热解毒，消痈下乳，舒筋通脉。主治乳痈肿痛，痈疽发背，瘰疬疮毒，乳汁不通，湿痹拘挛。

用法用量　内服：5~9克，水煎服。

使用注意　孕妇慎用。

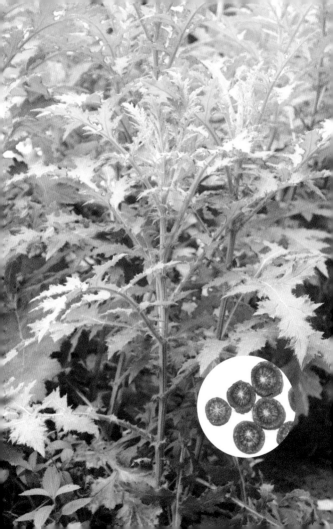

芦根

别　名　苇根、芦头、芦柴根、芦菇根、芦茅根、苇子根、芦芽根、甜梗子。

来　源　本品为禾本科植物芦苇*Phragmites communis* Trin. 的新鲜或干燥根茎。

生境分布　生长于池沼地、河溪地、湖边及河流两岸沙地及湿地等处，多为野生。全国各地均有分布。

采收加工　全年均可采挖，除去芽、须根及膜状叶，鲜用或晒干。

性味归经　甘，寒。归肺、胃经。

功效主治　清热泻火，生津止渴，除烦止呕，利尿。主治热病烦渴，肺热咳嗽，肺痈吐脓，胃热呕哕，热淋涩痛。

用法用量　内服：15～30克，水煎服，鲜品用量加倍，或捣汁用。

使用注意　脾胃虚寒者忌服。

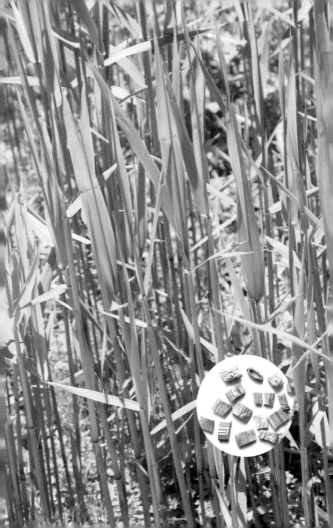

芦荟

别　　名　卢会、象胆、讷会、奴会、劳伟。

来　　源　本品为百合科植物库拉索芦荟 *Aloe barbadensis* Miller、好望角芦荟 *Aloe ferox* Miller或其他同属近缘植物叶的汁液浓缩干燥物。

生境分布　生长于排水性能良好、不易板结的疏松土质中。福建、台湾、广东、广西、四川、云南等地有栽培。

采收加工　全年可采，割取植物的叶片，收集流出的液汁，置锅内熬成稠膏，倾入容器，冷却凝固后即得。

性味归经　苦，寒。归肝、胃、大肠经。

功效主治　泻下通便，清肝泻火，杀虫疗疳。主治热结便秘，惊痫抽搐，小儿疳积；外治癣疮。

用法用量　内服：2～5克，宜入丸、散。外用：适量，研末敷患处。

使用注意　孕妇慎用。

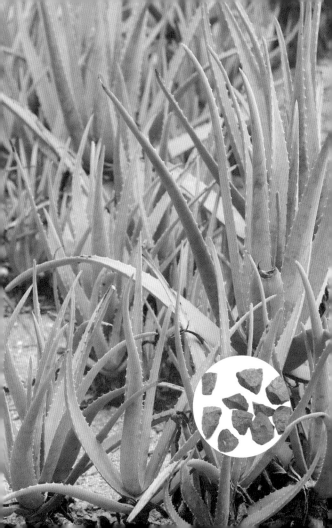

鹿衔草

别　　名　鹿蹄草、破血丹、鹿安茶、纸背金牛草。

来　　源　本品为鹿蹄草科植物鹿蹄草*Pyrola calliantha* H. Andres 或普通鹿蹄草*Pyrola decorata* H. Andres的干燥全草。

生境分布　生长于庭院和岩石园中的潮湿地带。分布于长江流域及陕西、河北、河南等地。

采收加工　全年均可采挖，除去杂质，晒至叶片较软时，堆置至叶片变紫褐色，晒干。

性味归经　甘、苦，温。归肝、肾经。

功效主治　祛风湿，强筋骨，止血，止咳。主治风湿痹痛，肾虚腰痛，腰膝无力，月经过多，久咳劳嗽。

用法用量　内服：9～15克，水煎服。

使用注意　孕妇忌服。

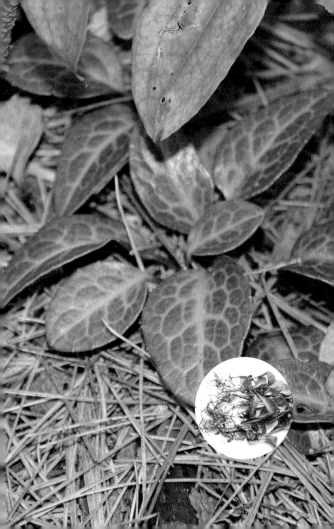

罗汉果

别　名　拉汗果、假苦瓜、金不换、罗汉表、裸龟巴、光果木鳖。

来　源　本品为葫芦科植物罗汉果*Siraitia grosvenorii*（Swingle）C. Jeffrey ex A. M. Lu et Z. Y. Zhang的干燥果实。

生境分布　生长于海拔300～500米的山区；有栽培。主要分布于广西，多为栽培品。

采收加工　秋季果实由嫩绿色变深绿色时采收，晾数日后，低温干燥。

性味归经　甘，凉。归肺、大肠经。

功效主治　清热润肺，利咽开音，滑肠通便。主治肺热燥咳，咽痛失音，肠燥便秘。

用法用量　内服：9～15克，水煎服。

使用注意　脾胃虚寒者忌服。

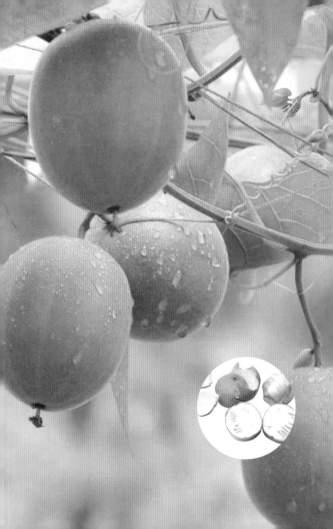

络石藤

别　名　络石、爬山虎、石龙藤、钻骨风、白花藤、沿壁藤。

来　源　本品为夹竹桃科植物络石*Trachelospermum jasminoides*（Lindl.）Lem.的干燥带叶藤茎。

生境分布　生长于温暖、湿润、半阴的沟渠旁、山坡林木丛中。分布于江苏、安徽、湖北、山东等地。

采收加工　冬季至次春采割。除去杂质，晒干。

性味归经　苦，微寒。归心、肝、肾经。

功效主治　祛风通络，凉血消肿。主治风湿热痹，筋脉拘挛，腰膝酸痛，喉痹，痈肿，跌仆损伤。

用法用量　内服：6～12克，水煎服。

使用注意　阳虚畏寒、便溏者慎服。

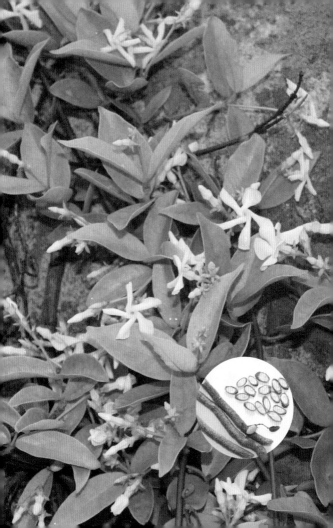

麻黄

别　　名　龙沙、狗骨、卑相、卑盐。

来　　源　本品为麻黄科植物草麻黄 *Ephedra sinica* stapf、木贼麻黄 *Ephedra equisetina* Bge. 和中麻黄 *Ephedra intermedia* Schrenk et C. A. Mey. 的干燥草质茎。

生境分布　生长于干燥的山冈、高地、山田或干枯的河床中。分布于吉林、辽宁、内蒙古、河北、河南、山西等地。

采收加工　秋季采割绿色草质茎，晒干。

性味归经　辛、微苦，温。归肺、膀胱经。

功效主治　发汗散寒，宣肺平喘，利水消肿。主治风寒感冒，胸闷喘咳，风水浮肿。蜜麻黄润肺止咳；多用于表证已解，气喘咳嗽。

用法用量　内服：2～10克，水煎服。

使用注意　本品发散力强，多汗、虚喘患者慎用。能升高血压、兴奋中枢神经系统，故高血压、失眠者也需慎用。

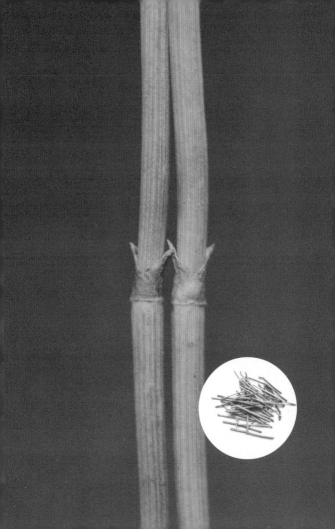

马鞭草

别　　名　野荆芥、蜻蜓草、龙芽草、退血草、燕尾草、紫顶龙芽草。

来　　源　本品为马鞭草科植物马鞭草*Verbena officinalis* L.的干燥地上部分。

生境分布　生长于路边、山坡、溪边或林旁。分布于山西、陕西、甘肃、江苏、安徽、浙江、福建、江西、湖北、湖南、广东、广西、四川、贵州、云南、新疆、西藏等地。

采收加工　6~8月花开时采割，除去杂质，晒干。

性味归经　苦，凉。归肝、脾经。

功效主治　活血散瘀，解毒，利水，退黄，截疟。主治癥瘕积聚，痛经经闭，喉痹，痈肿，水肿，黄疸，疟疾寒热。

用法用量　内服：5~10克，水煎服。

使用注意　孕妇慎服。

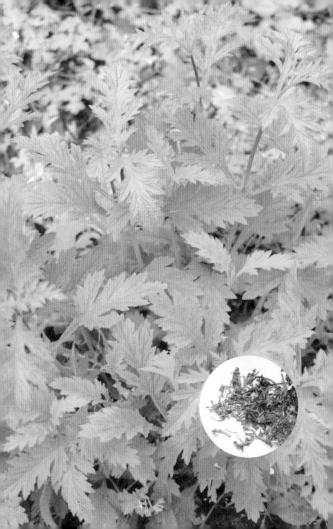

马齿苋

别　名　酸苋、马齿草、长命菜、马齿菜、马齿龙芽。

来　源　本品为马齿苋科植物马齿苋*Portulaca oleracea* L.的干燥地上部分。

生境分布　生长于田野、荒芜地及路旁。南北各地均产。

采收加工　夏、秋二季采收，除去残根及杂质，洗净，略蒸或烫后晒干。

性味归经　酸，寒。归肝、大肠经。

功效主治　清热解毒，凉血止血，止痢。主治热毒血痢，痈肿疔疮，湿疹湿疮，丹毒，蛇虫咬伤，便血，痔血，崩漏下血。

用法用量　内服：9～15克，水煎服。外用：适量，捣敷患处。

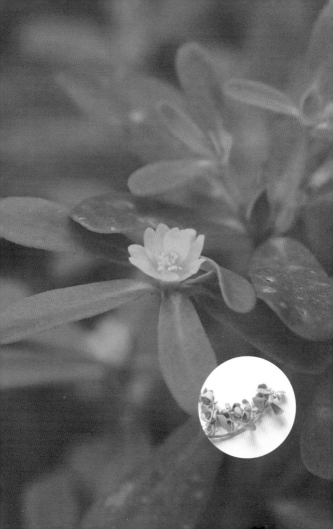

马钱子

别　名　马前、大方八、马前子、油马钱子。

来　源　本品为马钱科植物马钱 *Strychnos nux-vomica* L.的干燥成熟种子。

生境分布　生长于深山老林中。分布于印度、越南、缅甸、泰国、斯里兰卡等地。中国台湾、福建、广东、海南、广西和云南南部等地有栽培。

采收加工　冬季采收成熟果实，取出种子，晒干。

性味归经　苦，温；有大毒。归肝、脾经。

功效主治　通络止痛，散结消肿。主治跌打损伤，骨折肿痛，风湿顽痹，麻木瘫痪，痈疽疮毒，咽喉肿痛。

用法用量　内服：0.3～0.6克，炮制后入丸、散。

使用注意　孕妇禁用；不宜多服、久服及生用；运动员慎用；有毒成分能经皮肤吸收，外用不宜大面积涂敷。

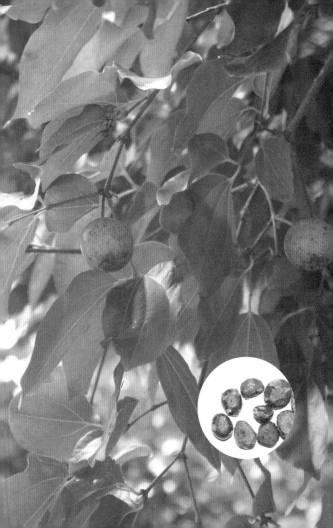

麦冬

别　名　玉银、麦门冬、沿阶草。

来　源　本品为百合科植物麦冬Ophiopogon japonicus（L. f）Ker-Gawl.的干燥块根。

生境分布　生长于海拔2000米以下的山坡阴湿处、林下或溪旁。分布于浙江、四川等地。

采收加工　夏季采挖，洗净，反复暴晒，堆置，至七八成干，除去须根，干燥。

性味归经　甘、微苦，微寒。归心、肺、胃经。

功效主治　养阴生津，润肺清心。主治肺燥干咳，阴虚劳嗽，喉痹咽痛，津伤口渴，内热消渴，心烦失眠，肠燥便秘。

用法用量　内服：6～12克，水煎服。

使用注意　脾胃虚寒、大便溏薄及感冒风寒或痰饮湿浊咳嗽者忌服。

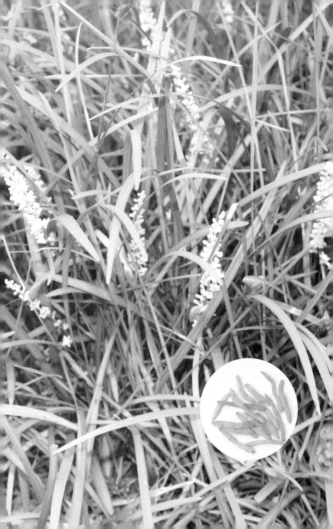

麦芽

别　名　麦蘖、大麦蘖、大麦芽、大麦毛、草大麦。

来　源　本品为禾本科植物大麦 Hordeum vulgare L. 的成熟果实经发芽干燥的炮制加工品。

生境分布　我国各地普遍栽培。全国各地均产。

采收加工　将麦粒用水浸泡后，保持适宜温度、湿度，待幼芽长至约0.5厘米时，晒干或低温干燥。

性味归经　甘，平。归脾、胃经。

功效主治　行气消食，健脾开胃，回乳消胀。主治食积不消，脘腹胀痛，脾虚食少，乳汁郁积，乳房胀痛，妇女断乳，肝郁胁痛，肝胃气痛。生麦芽健脾和胃，疏肝行气。主治脾虚食少，乳汁郁积。炒麦芽行气消食回乳。主治食积不消，妇女断乳。焦麦芽消食化滞。主治食积不消，脘腹胀痛。

用法用量　内服：10～15克，水煎服，回乳炒用60克。

使用注意　哺乳期妇女慎用。

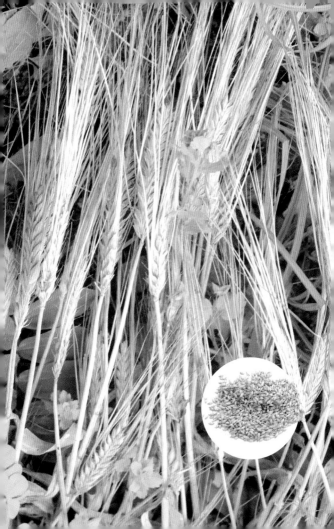

玫瑰花

别　名　刺客、徘徊花、穿心玫瑰。

来　源　本品为蔷薇科植物玫瑰*Rosa rugosa* Thunb.的干燥花蕾。

生境分布　均为栽培。分布于江苏、浙江、福建、山东、四川等地。

采收加工　春末夏初花将开放时分批采摘，及时低温干燥。

性味归经　甘、微苦，温。归肝、脾经。

功效主治　行气解郁，和血止痛。主治肝胃气痛，食少呕恶，月经不调，跌仆伤痛。

用法用量　内服：3～6克，水煎服。

使用注意　阴虚火旺者慎服。

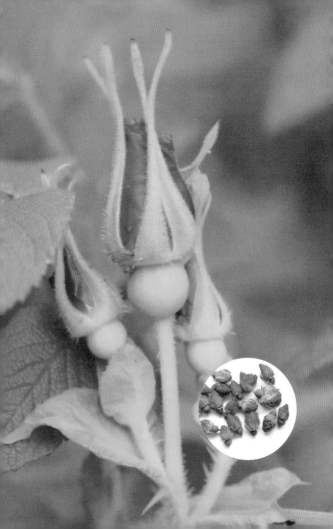

密蒙花

别　名　蒙花、蒙花珠、糯米花、老蒙花、水锦花、鸡骨头花。

来　源　本品为马钱科植物密蒙花*Buddleja officinalis* Maxim.的干燥花蕾及花序。

生境分布　生长于山坡、杂木林地、河边和丘陵地带，通常为半阴生。分布于湖北、四川、陕西、河南、广东、广西、云南等地。

采收加工　春季花未开放时采收，除去杂质，干燥。

性味归经　甘，微寒。归肝经。

功效主治　清热泻火，养肝明目，退翳。主治目赤肿痛，多泪羞明，目生翳膜，肝虚目暗，视物昏花。

用法用量　内服：3～9克，水煎服。

使用注意　肝经风热目疾者不宜用。

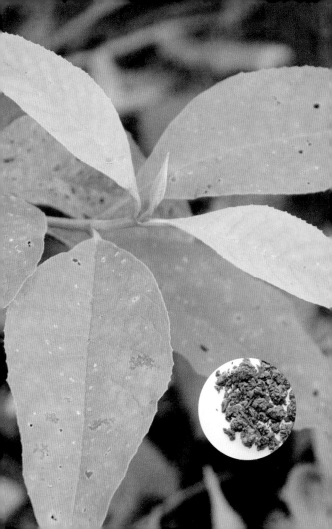

明党参

别　名　明沙参、山花根、土人参、山胡萝卜。

来　源　本品为伞形科植物明党参*Changium smyrnioides Wolff*的干燥根。

生境分布　生长于山野稀疏灌木林下土壤肥厚的地方。分布于江苏、安徽、浙江、四川等地。

采收加工　4～5月采挖，除去须根，洗净，置沸水中煮至无白心，取出，刮去外皮，漂洗，干燥。

性味归经　甘、微苦，微寒。归肺、脾、肝经。

功效主治　润肺化痰，养阴和胃，平肝，解毒。主治肺热咳嗽，呕吐反胃，食少口干，目赤眩晕，疔毒疮疡。

用法用量　内服：6～12克，水煎服。

使用注意　气虚下陷、精关不固者及孕妇慎服。外感咳嗽无汗者不宜用。

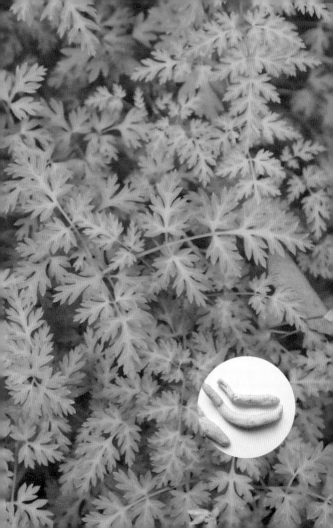

墨旱莲

别　　名　旱莲草、黑墨草、野葵花、烂脚草。

来　　源　本品为菊科植物鳢肠*Eclipta prostrata* L.的干燥地上部分。

生境分布　生长于路边草丛、沟边、湿地或田间。全国大部分地区均有分布。

采收加工　花开时采割，晒干。

性味归经　甘、酸，寒。归肝、肾经。

功效主治　滋补肝肾，凉血止血。主治肝肾阴虚，牙齿松动，须发早白，眩晕耳鸣，腰膝酸软，阴虚血热所致的吐血、衄血、尿血，血痢，崩漏下血，外伤出血。

用法用量　内服：6～12克，水煎服。

使用注意　脾胃虚寒、大便泄泻者不宜服；肾气虚寒者也不宜服。

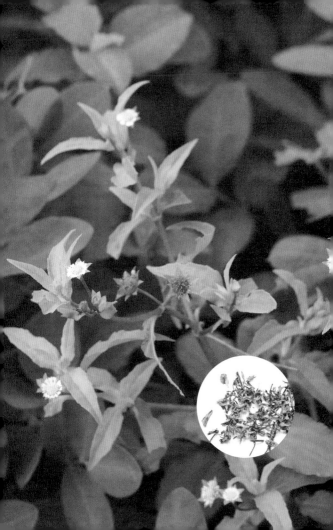

牡丹皮

别　名　丹皮、丹根、牡丹根皮。

来　源　本品为毛茛科植物牡丹*Paeonia suffruticosa* Andr. 的干燥根皮。

生境分布　生长于向阳、不积水的斜坡、沙质地。分布于河南、安徽、山东等地，以安徽凤凰山等地的质量最佳。

采收加工　秋季采挖根部，除去细根和泥沙，剥取根皮，晒干或刮去粗皮，除去木心，晒干。前者习称连丹皮，后者习称刮丹皮。

性味归经　苦、辛，微寒。归心、肝、肾经。

功效主治　清热凉血，活血化瘀。主治热入营血，温毒发斑，吐血衄血，夜热早凉，无汗骨蒸，经闭痛经，跌仆伤痛，痈肿疮毒。

用法用量　内服：6～12克，水煎服。

使用注意　孕妇慎用。

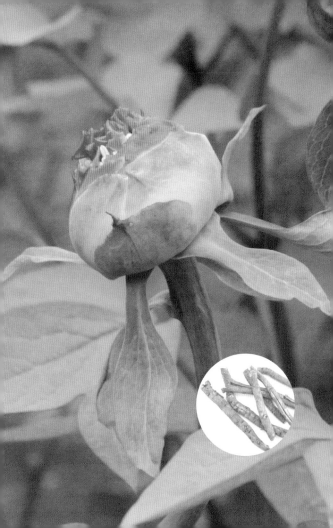

木鳖子

别　名　木鳖、漏苓子、糯饭果、藤桐子、番木鳖。

来　源　本品为葫芦科植物木鳖 *Momordica cochinchinensis*（Lour.）Spreng.的干燥成熟种子。

生境分布　生长于山坡、林缘、土层较深厚的地方。分布广西、四川、湖北、河南、安徽、浙江、福建、广东、贵州、云南等地。

采收加工　冬季采收成熟果实，剖开，晒至半干，除去果肉，取出种子，干燥。

性味归经　苦、微甘，凉；有毒。归肝、脾、胃经。

功效主治　散结消肿，攻毒疗疮。主治疮疡肿毒，乳痈，瘰疬，痔瘘，干癣，秃疮。

用法用量　内服：0.9～1.2克，水煎服。外用：适量，研末，用油或醋调涂患处。

使用注意　孕妇慎用。

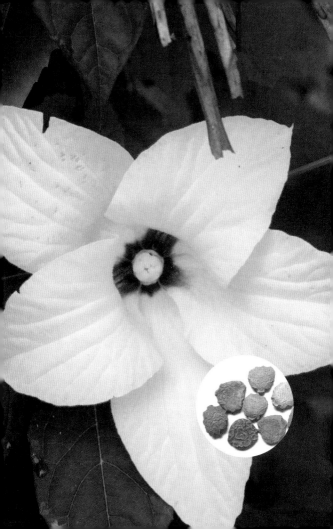

木瓜

别　名　木梨、木李、楂、木瓜花、木瓜海棠、光皮木瓜。

来　源　本品为蔷薇科植物贴梗海棠 *Chaenomeles speciosa*（Sweet）Nakai 的干燥近成熟果实。

采收加工　夏、秋二季果实绿黄时采摘，置沸水中烫至外皮灰白色，对半纵剖，晒干。

性味归经　酸，温。归肝、脾经。

功效主治　舒筋活络，和胃化湿。主治湿痹拘挛，腰膝关节酸重疼痛，暑湿吐泻，转筋挛痛，脚气水肿。

用法用量　内服：6～9克，水煎服。

使用注意　本品味酸收敛，凡表证未解、痢疾初期，或胃酸过多者不宜用。

新版国家药典药物速认速查小红书

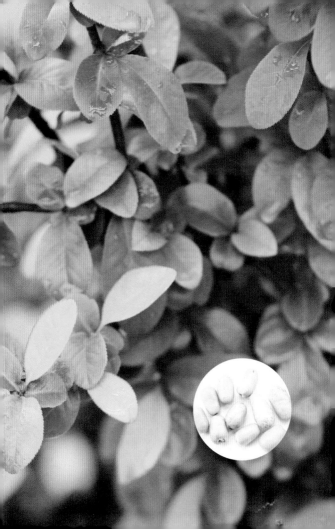

木蝴蝶

MU HU DIE

别　名　纸肉、故纸、千张纸、白玉纸、玉蝴蝶、云故纸、破布子、白故纸。

来　源　本品为紫葳科植物木蝴蝶 *Oroxylum indicum* (L.) Vent.的干燥成熟种子。

生境分布　生长于山坡、溪边、山谷及灌木丛中。分布于云南、广西、贵州等地。

采收加工　秋、冬二季采摘成熟果实，暴晒至果实开裂，取出种子，晒干。

性味归经　苦、甘，凉。归肺、肝、胃经。

功效主治　清肺利咽，疏肝和胃。主治肺热咳嗽，喉痹咽痛，音哑，肝胃气痛。

用法用量　内服：1～3克，水煎服。

使用注意　本品苦寒，脾胃虚弱者慎用。

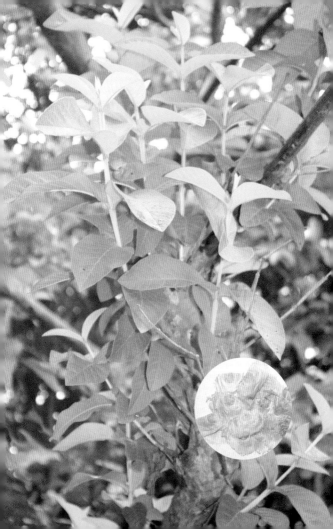

木棉花

别　　名 吉贝、烽火、斑芝树、英雄树、攀枝花。

来　　源 本品为木棉科植物木棉 *Gossampinus malabarica*（DC.）Merr.的干燥花。

生境分布 生长于海拔1400～1700米以下的干热河谷、稀树草原、雨林沟谷、低山，次生林中及村边、路旁。分布于华南、西南及江西、福建、台湾等地。

采收加工 春季花盛开时采收，除去杂质，晒干。

性味归经 甘、淡、凉。归大肠经。

功效主治 清热利湿，解毒。主治泄泻，痢疾，痔疮出血。

用法用量 内服：6～9克，水煎服。

使用注意 虚寒体质者禁用。

342 | 343　新版国家药典药物速认速查小红书

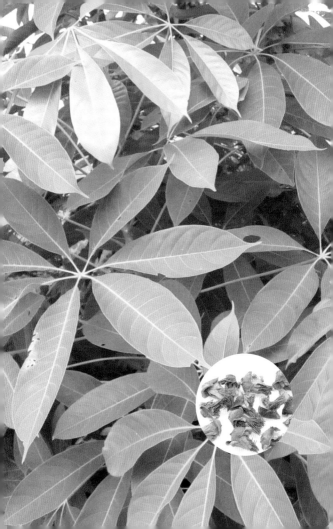

木通

别　　名 通草、王翁、丁翁、万年、附支、丁父、万年藤。

来　　源 本品为木通科植物木通*Akebia quinata*（Thunb.）Decne.、三叶木通*Akebia trifoliata*（Thunb.）Koidz.或白木通*Akebia trifoliata*（Thunb.）Koidz. var. australis（Diels）Rehd.的干燥茎藤。

生境分布 生长于山坡、山沟、溪旁等处的乔木与灌木林中。分布于陕西、山东、江苏、安徽、江西、河南、湖北、湖南、广东、四川、贵州等地。

采收加工 秋季采收，截取茎部，除去细枝，阴干。

性味归经 苦，寒。归心、小肠、膀胱经。

功效主治 利尿通淋，清心除烦，通经下乳。主治淋证，水肿，小便赤涩，胸中烦热，喉痹咽痛，口舌生疮，妇女经闭，乳汁不通，湿热痹痛。

用法用量 内服：3～6克，水煎服。

使用注意 肾气虚、心气弱、汗不彻、口舌燥者皆禁用。

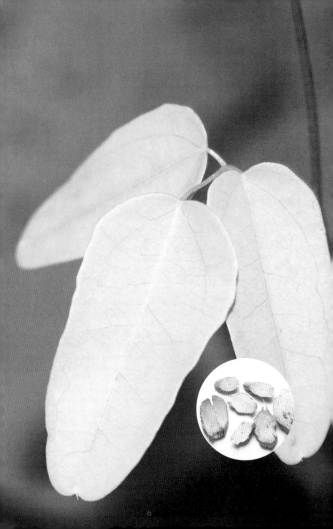

木香

别　　名　蜜香、五香、青木香、五木香。

来　　源　本品为菊科植物木香*Aucklandia lappa* Decne.的干燥根。

生境分布　生长于高山草地和灌木丛中。木香分布于云南、广西者，称为云木香，产于印度、缅甸者，称为广木香。

采收加工　秋、冬二季采挖，除去泥沙及须根，切段，大的再纵剖成瓣，干燥后撞去粗皮。

性味归经　辛，苦，温。归脾、胃、大肠、三焦、胆经。

功效主治　行气止痛，健脾消食。主治胸胁、脘腹胀痛，泻痢后重，食积不消，不思饮食。煨木香实肠止泻。主治泄泻腹痛。

用法用量　内服：3～6克，水煎服。

使用注意　阴虚、津液不足者慎用。

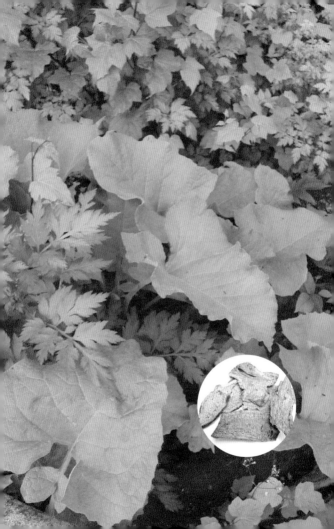

木贼

别　　名　擦草、锉草、木贼草、无心草、节骨草、节节草、擦桌草。

来　　源　本品为木贼科植物木贼 *Equisetum hyemale* L.的干燥地上部分。

生境分布　生长于河岸湿地、坡林下阴湿处、溪边等阴湿的环境。分布于东北、华北和长江流域各地。

采收加工　夏、秋二季节采割，除去杂质，晒干或阴干。

性味归经　甘、苦，平。归肺、肝经。

功效主治　疏散风热，明目退翳。主治风热目赤，迎风流泪，目生云翳。

用法用量　内服：3～9克，水煎服。

使用注意　气血虚者慎服。

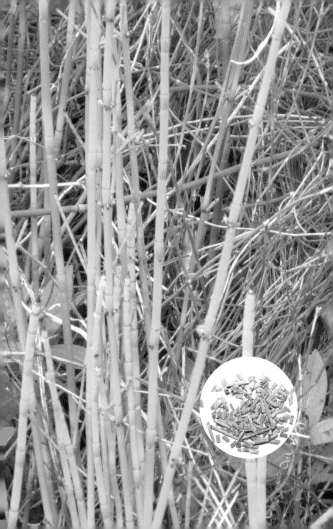

南板蓝根

NAN BAN LAN GEN

别　名　蓝靛根、板蓝根、土板蓝根。

来　源　本品为爵床科植物马蓝 *Baphicacanthus cusia*（Nees）Bremek. 的干燥根茎和根。

生境分布　生长于路旁、山坡、草丛及林边潮湿处。分布于福建仙游、广东、江苏、河北、云南等地。

采收加工　夏、秋二季采挖，除去地上茎，洗净，晒干。

性味归经　苦，寒。归心、胃经。

功效主治　清热解毒，凉血消斑。主治温疫时毒，发热咽痛，温毒发斑，丹毒。

用法用量　内服：9～15 克，水煎服。

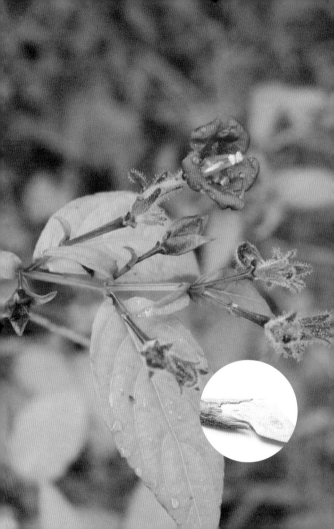

南沙参

别　名　沙参、桔参、石沙参、轮叶沙参、四叶沙参、狭叶沙参。

来　源　本品为桔梗科植物轮叶沙参Adenophora tetraphylla（Thunb.）Fisch.或沙参Adenophora stricta Miq.的干燥根。

生境分布　多生长于山野的阳坡草丛中。分布于安徽、江苏、浙江、贵州等地，四川、河南、甘肃、湖南、山东等地也产。

采收加工　春、秋二季采挖，除去须根，洗后趁鲜刮去粗皮，洗净，干燥。

性味归经　甘，微寒。归肺、胃经。

功效主治　养阴清肺，益胃生津，化痰，益气。主治肺热燥咳，阴虚劳嗽，干咳痰黏，胃阴不足，食少呕吐，气阴不足，烦热口干。

用法用量　内服：9～15克，水煎服。

使用注意　不宜与藜芦同用。

352 | 353　新版国家药典药物速认速查小红书

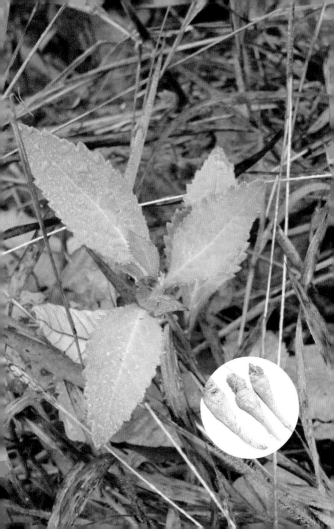

南五味子

别　名　红木香、紫荆皮、盘柱香、风沙藤、小血藤、长梗南五味子。

来　源　本品为木兰科植物华中五味子 *Schisandra sphenanthera* Rehd. et Wils. 的干燥成熟果实。

生境分布　集中在黄河流域以南，主要分布于华中、西南，包括山西、陕西、甘肃、山东、江苏、安徽、浙江、江西、福建、河南、湖南、湖北、四川、贵州、云南等地。

采收加工　秋季果实成熟时采摘，晒干，除去果梗和杂质。

性味归经　酸、甘，温。归肺、心、肾经。

功效主治　收敛固涩，益气生津，补肾宁心。主治久咳虚喘，梦遗滑精，遗尿尿频，久泻不止，自汗盗汗，津伤口渴，内热消渴，心悸失眠。

用法用量　内服：2～6克，水煎服。

使用注意　凡表邪未解，内有实热，咳嗽初起，麻疹初期，均不宜用。

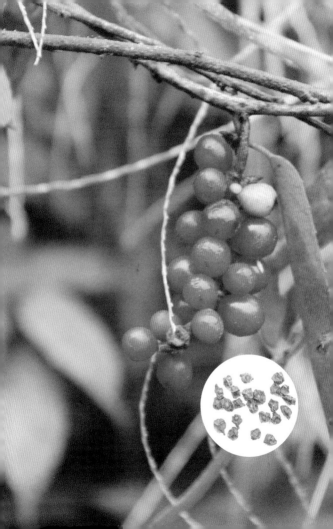

闹羊花

别　名　羊踯躅、黄杜鹃、黄色映山红。

来　源　本品为杜鹃花科植物羊踯躅*Rhododendron molle* G. Don的干燥花。

生境分布　生长于山坡、石缝、灌木丛中。分布于江苏、浙江、江西、福建、湖南、湖北、河南、四川、贵州等地。

采收加工　四五月花初开时采收，阴干或晒干。

性味归经　辛，温；有大毒。归肝经。

功效主治　祛风除湿，散瘀定痛。主治风湿痹痛，偏正头痛，跌仆肿痛，顽癣。

用法用量　内服：0.6～1.5克，浸酒或入丸、散。外用：适量，煎水洗。

使用注意　不宜多服、久服；体虚者及孕妇禁用。

356 | 357　新版国家药典药物速认速查小红书

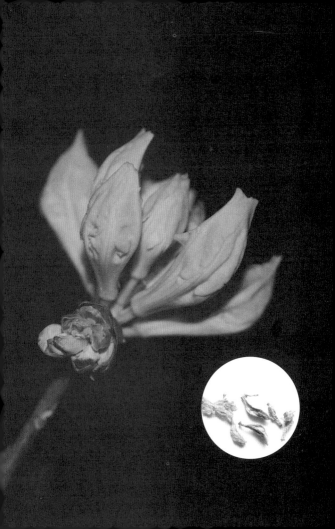

牛蒡子

别　　名 恶实、鼠粘子、毛然子、黍粘子、黑风子、大力子、毛锥子。

来　　源 本品为菊科植物牛蒡 *Arctium lappa* L.的干燥成熟果实。

生境分布 生长于沟谷林边、荒山草地中；有栽培。全国各地均产，主要分布于河北、吉林、辽宁、黑龙江、浙江，其中尤以东北三省产量为大。

采收加工 秋季果实成熟时采收果序，晒干，打下果实，除去杂质，再晒干。

性味归经 辛、苦，寒。归肺、胃经。

功效主治 疏散风热，宣肺透疹，解毒利咽。主治风热咳嗽，咽喉肿痛，麻疹，风疹，痄腮，丹毒，痈肿疮毒。

用法用量 内服：6～12克，水煎服。

使用注意 本品性寒滑肠、便溏者慎用。

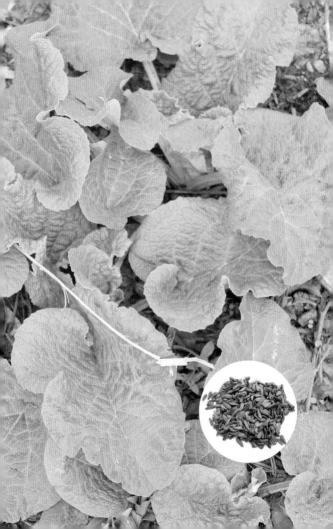

牛膝

别　名　牛茎、百倍、土牛膝、怀牛膝、淮牛膝、红牛膝。

来　源　本品为苋科植物牛膝 *Achyranthes bidentata* Bl.的干燥根。

生境分布　生长于海拔200～1750米的地区，常生长在山坡林下。分布于中国除东北外的全国各地。

采收加工　冬季茎叶枯萎时采挖，除去须根和泥沙，捆成小把，晒至干皱后，将顶端切齐，晒干。

性味归经　苦、甘、酸，平。归肝、肾经。

功效主治　逐瘀通经，补肝肾，强筋骨，利尿通淋，引血下行。主治经闭，痛经，腰膝酸痛，筋骨无力，淋证，水肿，头痛，眩晕，牙痛，口疮，吐血，衄血。

用法用量　内服：5～12克，水煎服。

使用注意　孕妇慎用。

360 | 361　新版国家药典药物速认速查小红书

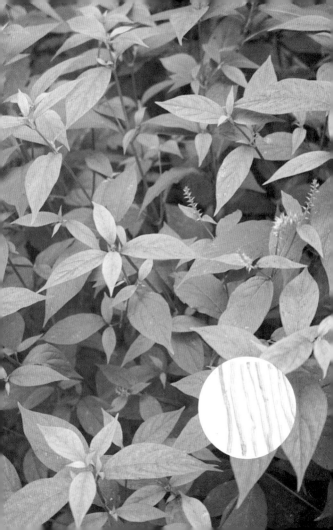

女贞子

别　　名　爆格蚤、冬青子。

来　　源　本品为木犀科植物女贞Ligustrum lucidum Ait.的干燥成熟果实。

生境分布　生长于湿润、背风、向阳的地方，尤适合深厚、肥沃、腐殖质含量高的土壤中。我国各地均有栽培。

采收加工　冬季果实成熟时采收，除去枝叶，稍蒸或置沸水中略烫后，干燥；或直接干燥。

性味归经　甘、苦，凉。归肝、肾经。

功效主治　滋补肝肾，明目乌发。主治肝肾阴虚，头晕目眩，耳鸣耳聋，腰膝酸软，须发早白，目暗不明，内热消渴，骨蒸潮热。

用法用量　内服：6～12克，水煎服。

使用注意　脾胃虚寒泄泻及阳虚者忌服。

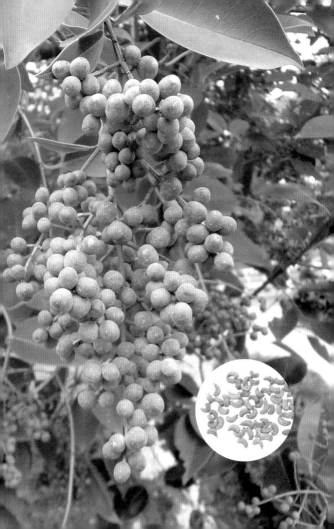

胖大海

PANG DA HAI

别　名　大海榄、大海子、大洞果、安南子。

来　源　本品为梧桐科植物胖大海 *Sterculia lychnophora* Hance 的干燥成熟种子。

生境分布　生长于热带地区。分布于越南、印度、马来西亚、泰国、印度尼西亚等热带地区。我国广东、海南岛也有出产。

采收加工　果实成熟时分批采摘成熟果荚，晒干、打出种子，除净杂质及果荚，再晒干。

性味归经　甘，寒。归肺、大肠经。

功效主治　清热润肺，利咽开音，润肠通便。主治肺热声哑，干咳无痰，咽喉干痛，热结便闭，头痛目赤。

用法用量　内服：2～3枚，沸水泡服或煎服。

使用注意　感冒者禁用。

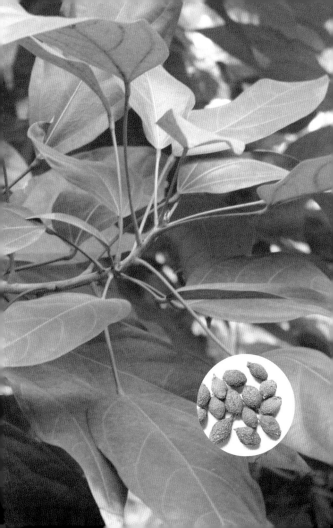

枇杷叶

别　名　杷叶、巴叶、芦桔叶。

来　源　本品为蔷薇科植物枇杷 *Eriobotrya japonica*（Thunb.）Lindl.的干燥叶。

生境分布　常栽种于村边、平地或坡边。分布于广东、江苏、浙江、福建、湖北等南方各地，均为栽培。

采收加工　全年均可采收，晒至七八成干时，扎成小把，再晒干。

性味归经　苦，微寒。归肺、胃经。

功效主治　清肺止咳，降逆止呕。主治肺热咳嗽，气逆喘急，胃热呕逆，烦热口渴。

用法用量　内服：6～10克，水煎服。

使用注意　本品清降苦泄，凡寒嗽及胃寒作呕者不宜用。

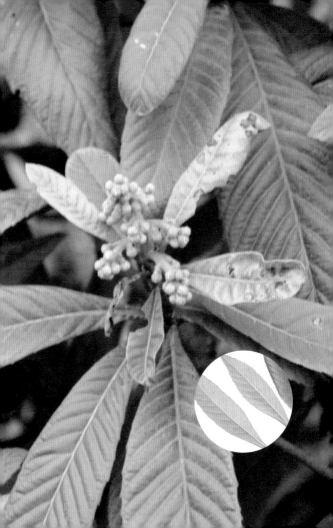

片姜黄

别　名　片子姜黄。

来　源　本品为姜科植物温郁金*Curcuma wenyujin* Y. H. Chen et C. Ling的干燥根茎。

生境分布　生长于土层深厚、排水良好、疏松肥沃的砂质土壤。分布江苏、浙江、福建、广东、广西、四川、云南等。

采收加工　冬季茎叶枯萎后采挖，洗净，除去须根，趁鲜纵切厚片，晒干。

性味归经　辛、苦，温。归脾、肝经。

功效主治　破血行气，通经止痛。主治胸胁刺痛，痛经经闭，风湿，肩臂疼痛，癥瘕，跌仆肿痛。

用法用量　内服：3～9克，水煎服或入丸、散。

使用注意　血虚无气滞血瘀者及孕妇慎服。

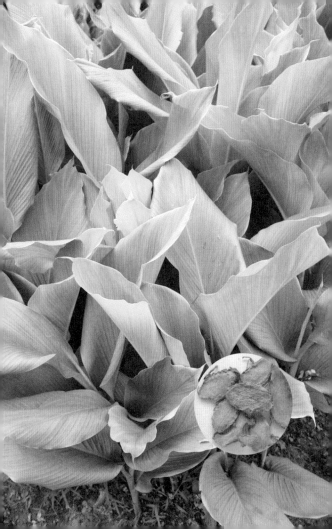

平贝母

别　　名　坪贝、贝母、平贝。

来　　源　本品为百合科植物平贝母 *Fritillaria ussuriensis* Maxim.的干燥鳞茎。

生境分布　生长于林中肥沃土壤上。分布于我国东北地区。

采收加工　春季采挖，除去外皮、须根及泥沙，晒干或低温干燥。

性味归经　苦、甘，微寒。归肺、心经。

功效主治　清热润肺，化痰止咳。主治肺热燥咳，干咳少痰，阴虚劳嗽，咳痰带血。

用法用量　内服：3～9克，水煎服，研粉冲服，每次1～2克。

使用注意　不宜与川乌、制川乌、草乌、制草乌、附子同用。

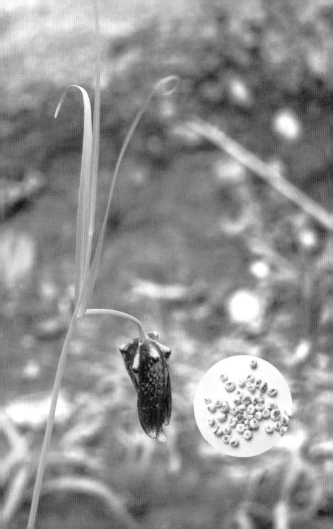

蒲公英

别　名　婆婆丁、奶汁草、黄花草、黄花三七、黄花地丁。

来　源　本品为菊科植物蒲公英*Taraxacum mongolicum* Hand. -Mazz.、碱地蒲公英*Taraxacum borealisinense* Kitam.或同属数种植物的干燥全草。

生境分布　生长于道旁、荒地、庭园等处。全国各地均有分布。

采收加工　春至秋季花开时采挖，除去杂质，洗净，晒干。

性味归经　苦、甘，寒。归肝、胃经。

功效主治　清热解毒，消肿散结，利尿通淋。主治疗疮肿毒，乳痈，瘰疬，目赤，咽痛，肺痈，肠痈，湿热黄疸，热淋涩痛。

用法用量　内服：10～15克，水煎服。

使用注意　用量过大可致缓泻。

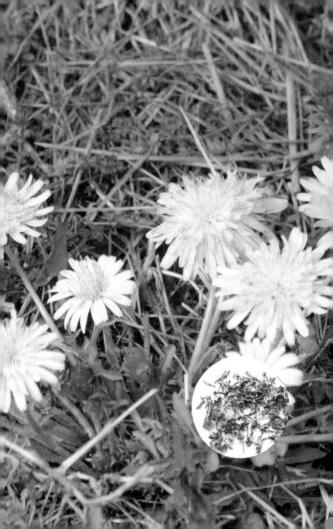

蒲黄

别　名　蒲草、蒲棒、水蜡烛、毛蜡烛、蒲棒花粉。

来　源　本品为香蒲科植物水浊香蒲*Typha angustifolia* L.、东方香蒲*Typha orientalis* Presl或同属植物的干燥花粉。

生境分布　生长于水池、沼泽、浅水中。全国大部分地区有产。分布于江苏、浙江、安徽、山东等地。

采收加工　夏季采收蒲棒上部黄色雄花序，晒干碾轧、筛出花粉。

性味归经　甘，平。归肝、心包经。

功效主治　止血，化瘀，通淋。主治吐血，衄血，咯血，崩漏，外伤出血，经闭痛经，胸腹刺痛，跌仆肿痛，血淋涩痛。

用法用量　内服：5～10克，水煎服。外用：适量，敷患处。

使用注意　孕妇忌服。

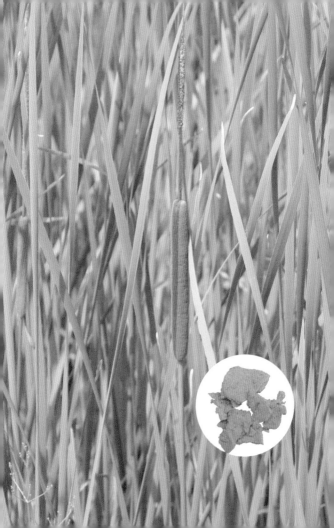

千金子

别　　名　续随子、打鼓子、一把伞、小巴豆、看园老。

来　　源　本品为大戟科植物续随子*Euphorbia lathyris* L.的干燥成熟种子。

生境分布　生长于向阳山坡，各地也有野生。主要分布于河南、浙江、河北、四川、辽宁、吉林等地。

采收加工　夏、秋二季果实成熟时采收，除去杂质，干燥。

性味归经　辛，温；有毒。归肝、肾、大肠经。

功效主治　泻下逐水，破血消癥；外用疗癣蚀疣。主治二便不通，痰饮，水肿，积滞胀满，血瘀经闭；外治顽癣，赘疣。

用法用量　内服：1～2克，去壳，去油用，多入丸、散服。外用：适量，捣烂敷患处。

使用注意　孕妇及体虚便溏者忌服。

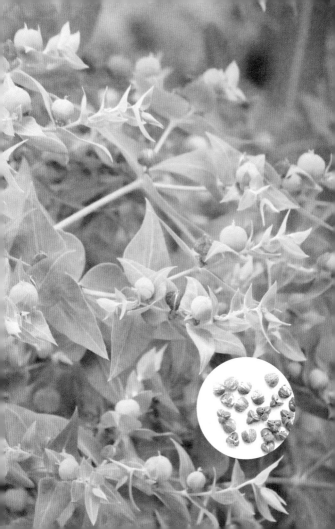

千里光

别　　名　九里明、九里光、黄花母、九龙光、九岭光。

来　　源　本品为菊科植物千里光 *Senecio scandens* Buch.-Ham.的干燥地上部分。

生境分布　生长于路旁及旷野间。分布于江苏、浙江、安徽、江西、湖南、四川、贵州、云南、广东、广西等地。

采收加工　全年均可采收，除去杂质，阴干。

性味归经　苦，寒。归肺、肝经。

功效主治　清热解毒，明目，利湿。主治感冒发热，痈肿疮毒，目赤肿痛，泄泻痢疾，皮肤湿疹。

用法用量　内服：15～30克，水煎服。外用：适量，煎水熏洗。

使用注意　脾胃虚寒者慎服。

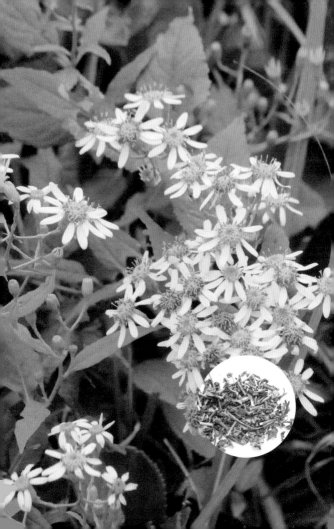

千年健

别　名 一包针、千颗针、千年见、丝棱线。

来　源 本品为天南星科植物千年健 *Homalomena occulta* （Lour.）Schott 的干燥根茎。

生境分布 生长于山谷溪边或密林下、竹林下、灌丛下阴湿地。分布于广西、海南、云南等地。

采收加工 春、秋二季采挖，洗净，除去外皮，晒干。

性味归经 苦、辛，温。归肝、肾经。

功效主治 祛风湿，壮筋骨。主治风寒湿痹，腰膝冷痛，拘挛麻木，筋骨痿软。

用法用量 内服：5～10克，水煎服。

使用注意 本品辛温，故对阴虚内热者，不宜用。

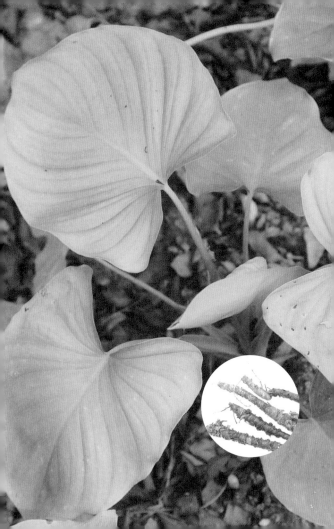

牵牛子

别　名　黑丑、白丑、二丑、喇叭花。

来　源　本品为旋花科植物裂叶牵牛 *Pharbitis nil*（L.）Choisy 或圆叶牵牛 *Pharbitis purpurea*（L.）Voigt 的干燥成熟种子。

生境分布　生长于山野灌木丛中、村边、路旁；多为栽培。全国各地均有分布。

采收加工　秋末果实成熟、果壳未开裂时采割植株，晒干，打下种子，除去杂质。

性味归经　苦，寒；有毒。归肺、肾、大肠经。

功效主治　泻水通便，消痰涤饮，杀虫攻积。主治水肿胀满，二便不通，痰饮积聚，气逆喘咳，虫积腹痛。

用法用量　内服：3～9克，水煎服。入丸、散服，每次1.5～3克。

使用注意　孕妇禁用；不宜与巴豆、巴豆霜同用。

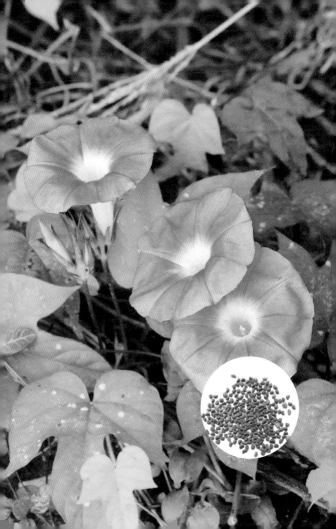

前胡

别　　名　土当归、水前胡、野当归、野芹菜、鸡脚前胡。

来　　源　本品为伞形科植物白花前胡 *Peucedanum praeruptorum* Dunn的干燥根。

生境分布　生长于向阳山坡草丛中。分布于浙江、湖南、四川等地，江西、安徽、山西等地亦有分布，习惯认为浙江产者质量较好。

采收加工　冬季至次春茎叶枯萎或未抽花茎时采挖，除去须根，洗净，晒干或低温干燥。

性味归经　苦、辛，微寒。归肺经。

功效主治　降气祛痰，散风清热。主治痰热喘满，咯痰黄稠，风热咳嗽痰多。

用法用量　内服：3～10克，水煎服。

使用注意　阴虚气弱咳嗽者慎服。

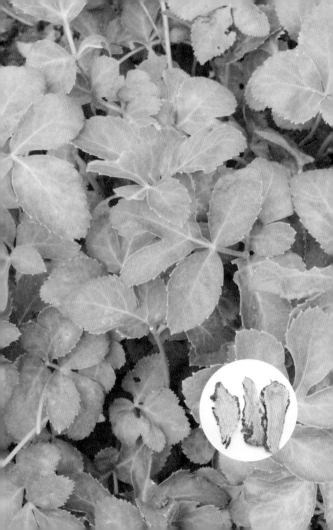

芡实

别　名　肇实、鸡头米、鸡头苞、鸡头莲、刺莲藕。

来　源　本品为睡莲科植物芡 *Euryale ferox* Salisb.的干燥成熟种仁。

生境分布　生长于池沼湖泊中。分布于湖南、江苏、安徽、山东等地。

采收加工　秋末冬初采收成熟果实，除去果皮，取出种子，洗净，再除去硬壳（外种皮），晒干。

性味归经　甘、涩，平。归脾、肾经。

功效主治　益肾固精，补脾止泻，除湿止带。主治遗精滑精，遗尿尿频，脾虚久泻，白浊，带下。

用法用量　内服：9～15克，水煎服。

使用注意　芡实为滋补敛涩之品，故大小便不利者不宜用。

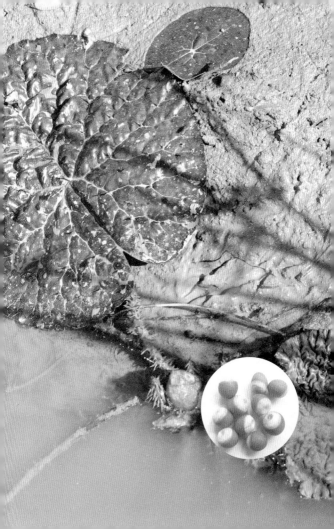

茜草

别　名 蒨草、血见愁、地苏木、活血丹、土丹参、红内消。

来　源 本品为茜草科植物茜草 *Rubia cordifolia* L.的干燥根和根茎。

生境分布 生长于山坡岩石旁或沟边草丛中。分布于安徽、江苏、山东、河南、陕西等地。

采收加工 春、秋二季采挖，除去泥沙，干燥。

性味归经 苦，寒。归肝经。

功效主治 凉血祛瘀，止血通经。主治吐血，衄血，崩漏，外伤出血，瘀阻经闭，关节痹痛，跌仆肿痛。

用法用量 内服：6～10克，水煎服。

使用注意 本脾胃虚寒、无瘀滞者禁用。

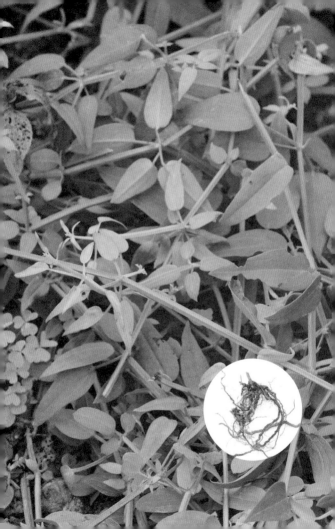

羌活

别　　名　羌青、羌滑、黑药、护羌使者、胡王使者、退风使者。

来　　源　本品为伞形科植物羌活*Notopterygium incisum* Ting ex H. T. Chang 或宽叶羌活*Notopterygium franchetii* H. de Boiss. 的干燥根茎和根。

生境分布　生长于海拔2600～3500米的高山、高原之林下、灌木丛、林缘、草甸。分布于四川、甘肃、青海、云南等地。

采收加工　春、秋二季采挖，除去须根及泥沙，晒干。

性味归经　辛、苦，温。归膀胱、肾经。

功效主治　解表散寒，祛风除湿，止痛。主治风寒感冒，头痛项强，风湿痹痛，肩背酸痛。

用法用量　内服：3～10克，水煎服。

使用注意　本品气味浓烈，温燥性强，易耗阴血，故表虚汗出、阴虚外感、血虚痹痛者需慎用。过量应用，易致呕吐，脾胃虚弱者不宜服用。

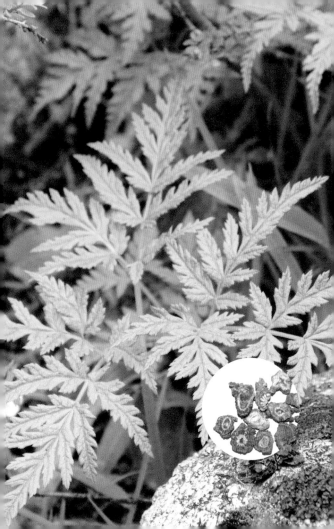

秦艽

别　名　秦胶、大艽、左扭、左秦艽、西秦艽、萝卜艽。

来　源　本品为龙胆科植物秦艽 *Gentiana macrophylla* Pall.、麻花秦艽 *Gentiana straminea* Maxim.、粗茎秦艽 *Gentiana crassicaulis* Duthie ex Burk.或小秦艽 *Gentiana dahurica* Fisch.的干燥根。前三种按性状不同分别习称"秦艽"和"麻花艽"，后一种习称"小秦艽"。

生境分布　生长于山地草甸、林缘、灌木丛与沟谷中。分布于陕西、甘肃等地。

采收加工　春、秋二季采挖，除去泥沙；秦艽及麻花艽晒软，堆置"发汗"至表面呈红黄色或灰黄色时，摊开晒干；或不经"发汗"直接晒干；小秦艽趁鲜时搓去黑皮，晒干。

性味归经　辛、苦，平。归胃、肝、胆经。

功效主治　祛风湿，清湿热，止痹痛，退虚热。主治风湿痹痛，中风半身不遂，筋脉拘挛，骨节酸痛，湿热黄疸，骨蒸潮热，小儿疳积发热。

用法用量　内服：3～10克，水煎服。

使用注意　久痛虚羸、溲多、便滑者忌服。

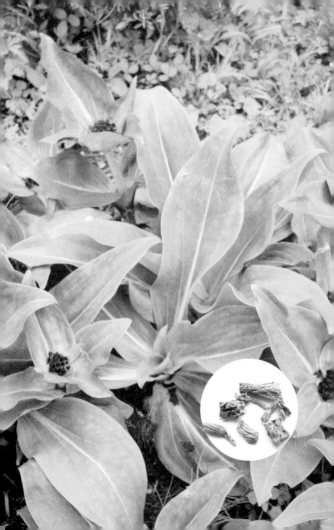

青果

别　　名　橄榄、黄榄、白榄。

性味归经　甘、酸，平。归肺、胃经。

来　　源　本品为橄榄科植物橄榄*Canarium album* Raeusch. 的干燥成熟果实。

生境分布　生长于低海拔的杂木林中，有栽培。主要分布在福建、广东（多属乌榄），其次分布于广西、台湾，此外还有四川、云南、浙江南部也有分布。

采收加工　秋季果实成熟时采收，干燥。

功效主治　清热解毒，利咽，生津。主治咽喉肿痛，咳嗽痰黏，烦热口渴，鱼蟹中毒。

用法用量　内服：5～10克，水煎服。

使用注意　表证初起者慎用。

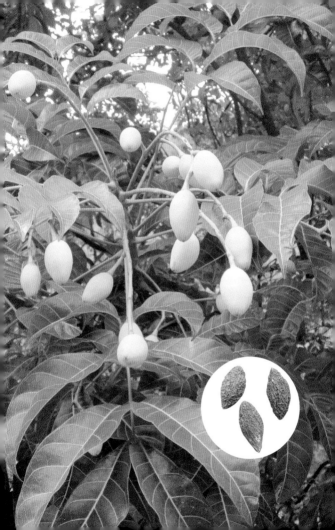

青蒿

别　　名　草蒿、廪蒿、邪蒿、香蒿、苹蒿、黑蒿、茵陈蒿。

来　　源　本品为菊科植物黄花蒿*Artemisia annua* L.的干燥地上部分。

生境分布　生长于林缘、山坡、荒地。分布于全国各地。

采收加工　秋季花盛开时采割，除去老茎，阴干。

性味归经　苦、辛，寒。归肝、胆经。

功效主治　清虚热，除骨蒸，解暑热，截疟，退黄。主治温邪伤阴，夜热早凉，阴虚发热，骨蒸劳热，暑邪发热，疟疾寒热，湿热黄疸。

用法用量　内服：6～12克，水煎服，后下。

使用注意　不宜久煎。脾胃虚弱、肠滑泄泻者忌服。

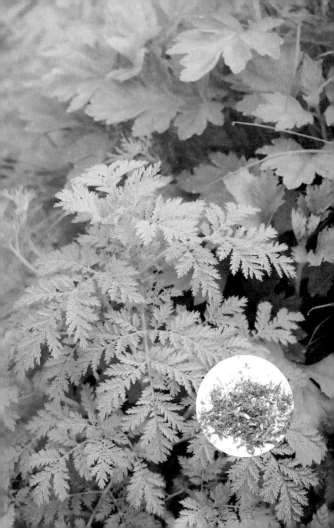

青皮

别　名　个青皮、青皮子、四花青皮。

来　源　本品为芸香科植物橘 *Citrus reticulata* Blanco及其栽培变种的干燥幼果或未成熟果实的果皮。

生境分布　栽培于丘陵、低山地带、江河湖泊沿岸或平原。分布于广东、福建、四川、浙江、江西等地。

采收加工　5～6月收集幼果，晒干，习称个青皮；7～8月采收未成熟的果实，在果皮上纵剖成四瓣至基部，除尽瓤瓣，晒干，习称四花青皮。

性味归经　苦、辛，温。归肝、胆、胃经。

功效主治　疏肝破气，消积化滞。主治胸胁胀痛，疝气疼痛，乳癖，乳痈，食积气滞，脘腹胀痛。

用法用量　内服：3～10克，水煎服。

使用注意　本品性峻烈，易耗损正气，故气虚者慎用。

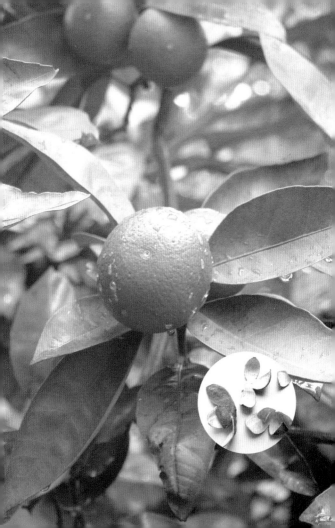

青葙子

QING XIANG ZI

别　名　鸡冠苋、狼尾花、狗尾巴子、野鸡冠花、牛尾花子、大尾鸡冠花。

来　源　本品为苋科植物青葙 *Celosia argentea* L. 的干燥成熟种子。

生境分布　生长于平原或山坡；有栽培，分布几遍全国。

采收加工　秋季果实成熟时采割植株或摘取果穗，晒干，收集种子，除去杂质。

性味归经　苦，微寒。归肝经。

功效主治　清肝泻火，明目退翳。主治肝热目赤，目生翳膜，视物昏花，肝火眩晕。

用法用量　内服：9～15克，水煎服。

使用注意　本品有扩散瞳孔的作用，青光眼患者禁用。

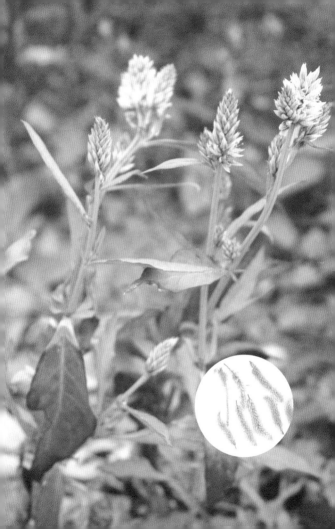

瞿麦

别　名　大兰、野麦、巨句麦、山瞿麦、石竹子花、洛阳花、十样景花。

来　源　本品为石竹科植物瞿麦*Dianthus superbus* L.或石竹*Dianthus chinensis* L.的干燥地上部分。

生境分布　生长于山坡、田野、林下。分布于河北、四川、湖北、湖南、浙江、江苏等地。

采收加工　夏、秋二季花果期采收，除去杂质，干燥。

性味归经　苦，寒。归心、小肠经。

功效主治　利尿通淋，活血通经。主治热淋，血淋，石淋，小便不通，淋沥涩痛，经闭瘀阻。

用法用量　内服：9～15克，水煎服。

使用注意　孕妇慎用。

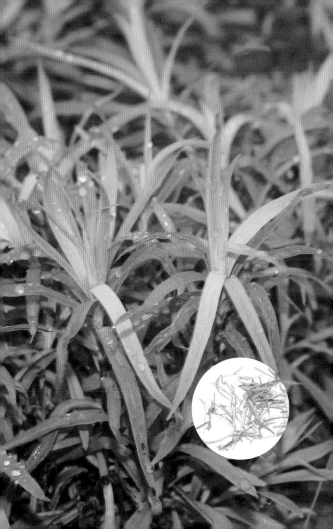

拳参

别　名 紫参、山虾、草河车、倒根草。

来　源 本品为蓼科植物拳参 *Polygonum bistorta* L.的干燥根茎。

生境分布 生长于草丛、阴湿山坡或林间草甸中。分布于东北、华北及山东、江苏、湖北等地。

采收加工 春季发芽前或秋季茎叶将枯萎时采挖，除去泥沙，晒干，去须根。

性味归经 苦、涩、微寒。归肺、肝、大肠经。

功效主治 清热解毒，消肿止血。主治赤痢热泻，肺热咳嗽，痈肿瘰疬，口舌生疮，血热吐衄，痔疮出血，蛇虫咬伤。

用法用量 内服：5～10克，水煎服。外用：适量。

使用注意 无实火热毒及阴证外疡者忌用。

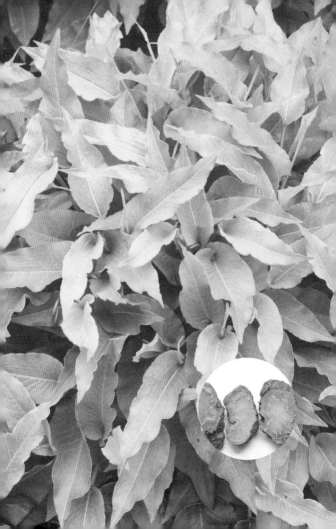

别　名　山参、园参、人衔、鬼盖、生晒参、别直参、白糖参。

来　源　本品为五加科植物人参*Panax ginseng* C. A. Mey. 的干燥根和根茎。

生境分布　生长于昼夜温差小的海拔 500～1100米山地缓坡或斜坡地的针阔混交林或杂木林中。主要分布于吉林、辽宁、黑龙江。以吉林抚松县产量最大，质量最好，称吉林参。野生的名"山参"；栽培的称"园参"。

采收加工　多于秋季采挖，洗净后晒干或烘干。

性味归经　甘、微苦，微温。归脾、肺、心、肾经。

功效主治　大补元气，复脉固脱，补脾益肺，生津养血，安神益智。主治体虚欲脱，肢冷脉微，脾虚食少，肺虚喘咳，津伤口渴，内热消渴，气血亏虚，久病虚羸，惊悸失眠，阳痿宫冷。

用法用量　内服：3～9克，另煎兑服；也可研粉吞服，每次2克，每日2次。

使用注意　不宜与藜芦、五灵脂同用。

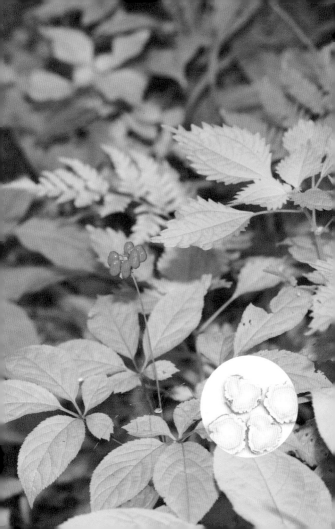

忍冬藤

别　名　忍冬、银花藤、金银藤、金钗股、金银花藤。

来　源　本品为忍冬科植物忍冬*Lonicera japonica* Thunb. 的干燥茎枝。

生境分布　生长于山野中，亦有栽培。分布于辽宁、河北、河南、山东、安徽、江苏、浙江、福建、广东、广西、江西、湖南、湖北、四川、贵州、云南、陕西、甘肃等地。

采收加工　秋、冬二季采割，晒干。

性味归经　甘，寒。归肺、胃经。

功效主治　清热解毒，疏风通络。主治温病发热，热毒血痢，痈肿疮疡，风湿热痹，关节红肿热痛。

用法用量　内服：9～30克，水煎服。

使用注意　脾胃虚寒者慎服。

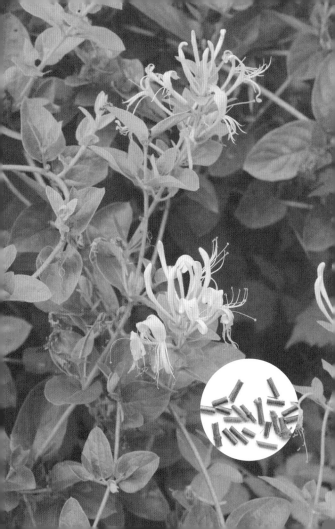

肉苁蓉

别　名　大芸（淡大芸）、寸芸、苁蓉（甜苁蓉、淡苁蓉）、地精、查干告亚。

来　源　本品为列当科植物肉苁蓉Cistanche deserticola Y. C. Ma或管花肉苁蓉Cistanche tubulosa（Schenk）Wight的干燥带鳞叶的肉质茎。

生境分布　肉苁蓉生长于盐碱地、干河沟沙地、戈壁滩一带。寄生在红沙、盐爪爪、着叶盐爪、西伯利亚白刺等植物的根上。分布于内蒙古、陕西、甘肃、宁夏、新疆等地。

采收加工　春季苗刚出土或秋季冻土之前采挖，除去茎尖。切段，晒干。

性味归经　甘、咸，温。归肾、大肠经。

功效主治　补肾阳，益精血，润肠通便。主治肾阳不足，精血亏虚，阳痿不孕，腰膝酸软，筋骨无力，肠燥便秘。

用法用量　内服：6～10克，水煎服。

使用注意　药力和缓，用量宜大。助阳滑肠，故阳事易举、精滑不固、腹泻便溏者忌服。实热便秘者亦不宜。

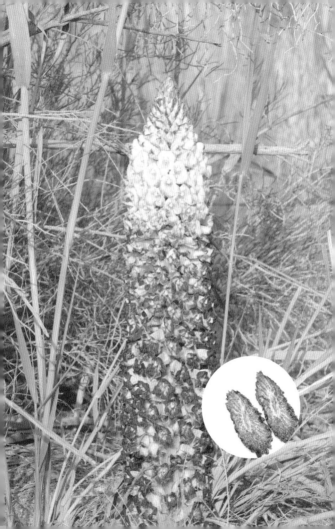

肉豆蔻

别　名　肉叩、肉扣、肉蔻、肉果、玉果。

来　源　本品为肉豆蔻科植物肉豆蔻 *Myristica fragrans* Houtt.的干燥种仁。

生境分布　在热带地区广为栽培。分布于马来西亚、印度尼西亚；我国广东、广西、云南等地也有栽培。

采收加工　每年4~6月及11~12月各采1次。早晨摘取成熟果实，剖开果皮，剥去假种皮，再敲脱壳状的种皮，取出种仁用石灰乳浸1日后，文火焙干。

性味归经　辛，温。归脾、胃、大肠经。

功效主治　温中行气，涩肠止泻。主治脾胃虚寒，久泻不止，脘腹胀痛，食少呕吐。

用法用量　内服：3~10克，水煎服。

使用注意　凡湿热泻痢者忌用。

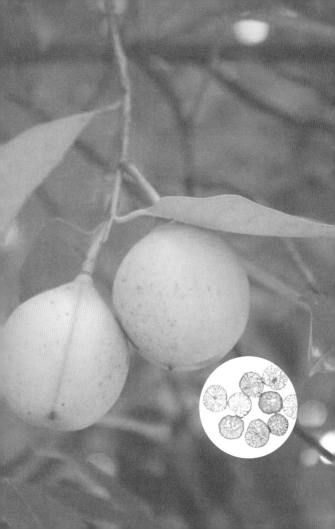

肉桂

别　名　玉桂、牡桂、菌桂、筒桂、大桂、辣桂。

来　源　本品为樟科植物肉桂*Cinnamomum cassia* Presl的干燥树皮。

生境分布　多为栽培。分布于广东、海南、云南等地。

采收加工　多于秋季剥取，阴干。

性味归经　辛、甘，大热。归肾、脾、心、肝经。

功效主治　补火助阳，引火归元，散寒止痛，温通经脉。主治阳痿宫冷，腰膝冷痛，肾虚作喘，虚阳上浮，眩晕目赤，心腹冷痛，虚寒吐泻，寒疝腹痛，痛经经闭。

用法用量　内服：1～5克，水煎服。

使用注意　有出血倾向者及孕妇慎用；不宜与赤石脂同用。

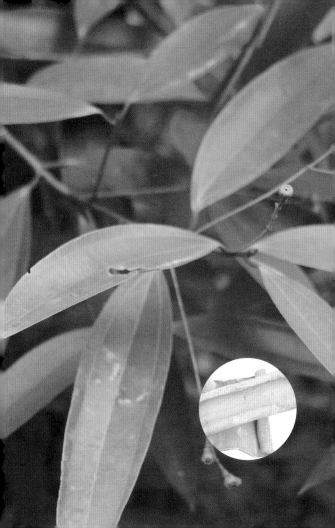

SAN QI

别　名 田七、出漆、金不换、参三七、铜皮铁骨。

来　源 本品为五加科植物三七*Panax notoginseng*（Burk.）F. H. Chen的干燥根和根茎。

生境分布 生长于山坡丛林下。分布于云南、广西等地。

采收加工 秋季开花前采挖，洗净，分开主根、支根及根茎，干燥。支根习称"筋条"，茎基习称"剪口"。

性味归经 甘、微苦，温。归肝、胃经。

功效主治 散瘀止血，消肿定痛。主治咯血，吐血，衄血，便血，崩漏，胸腹刺痛，外伤出血，跌仆肿痛。

用法用量 内服：3～9克，水煎服；研粉吞服，每次1～3克。外用：适量。

使用注意 孕妇慎用。

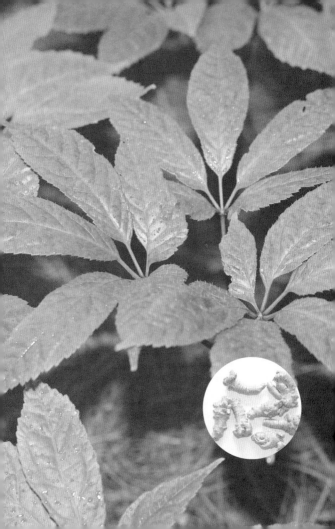

三白草

别　名　田三白、白黄脚、白面姑、三点白、白叶莲、水木通、白花照水莲。

来　源　本品为三白草科植物三白草 *Saururus chinensis*（Lour.）Baill.的干燥地上部分。

生境分布　生长于沟旁、沼泽等低湿处。主要分布于江苏、浙江、安徽、广西、四川等地。

采收加工　全草全年均可采挖，洗净、晒干。

性味归经　甘、辛，寒。归肺、膀胱经。

功效主治　利尿消肿，清热解毒。主治水肿，小便不利，淋沥涩痛，带下，脚气；外治疮疡肿毒，湿疹。

用法用量　内服：15～30克，水煎服。外用：鲜品适量，捣烂敷患处。

使用注意　脾胃虚寒者慎服。

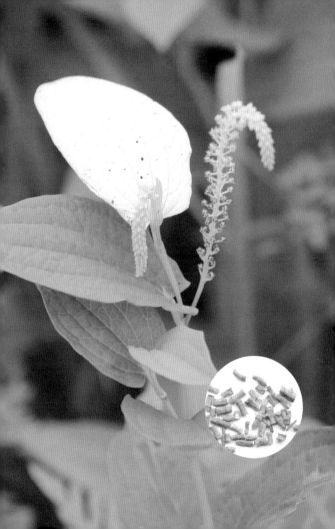

三颗针

别　名　小檗、刺黄连、土黄连。

来　源　本品为小檗科植物拟獴猪刺Berberis soulieana Schneid.、小黄连刺Berberis wilsonae Hemsl.、细叶小檗Berberis poiretii Schneid.或匙叶小檗Berberis vernae Schneid.等同属数种植物的干燥根。

生境分布　生长于海拔1000～2000米的向阳山坡、荒地、路旁及山地灌木丛中。分布于湖北、四川、贵州、陕西、甘肃、宁夏、西藏等地。

采收加工　春、秋二季采挖，除去泥沙和须根，晒干或切片晒干。

性味归经　苦，寒；有毒。归肝、胃、大肠经。

功效主治　清热燥湿，泻火解毒。主治湿热泻痢，黄疸，咽喉肿痛，目赤，聤耳流脓，湿疹湿疮，痈肿疮毒。

用法用量　内服：9～15克，水煎服。

使用注意　脾胃虚寒者慎用。

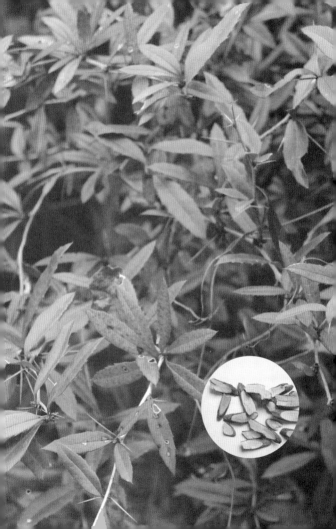

三棱

别　名　荆根、荆草、京三棱、红蒲根、光三棱、黑三棱、三棱草。

来　源　本品为黑三棱科植物黑三棱 *Sparganium stoloniferum* Buch.-Ham.的干燥块茎。

生境分布　生长于池沼或水沟等处。主要分布于河北、辽宁、江西、江苏等地。

采收加工　冬季至次年春季采挖，洗净泥土，削去外皮，晒干。

性味归经　辛、苦，平。归肝、脾经。

功效主治　破血行气，消积止痛。主治癥瘕痞块，胸痹心痛，痛经，瘀血经闭，食积胀痛。

用法用量　内服：5～10克，水煎服。

使用注意　孕妇禁用；不宜与芒硝、玄明粉同用。

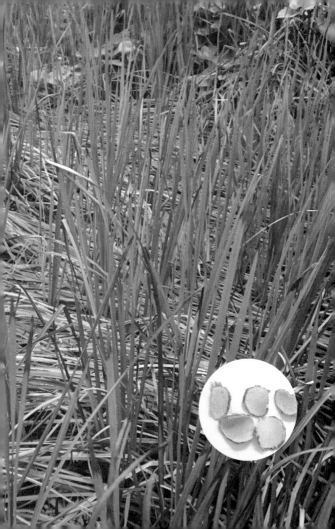

桑白皮

别　名　桑皮、桑根皮、白桑皮、桑根白皮。

来　源　本品为桑科植物桑*Morus alba* L.的干燥根皮。

生境分布　生长于山坡、丘陵、村旁、田野等处，多为人工栽培。全国各地均有分布。

采收加工　秋末落叶时至次春发芽前挖根部，刮去黄棕色粗皮，纵向剖开，剥取根皮，晒干。

性味归经　甘，寒。归肺经。

功效主治　泻肺平喘，利水消肿。主治肺热喘咳，水肿胀满尿少，面目肌肤浮肿。

用法用量　内服：6～12克，水煎服。

使用注意　肺虚无火喘嗽者慎服。

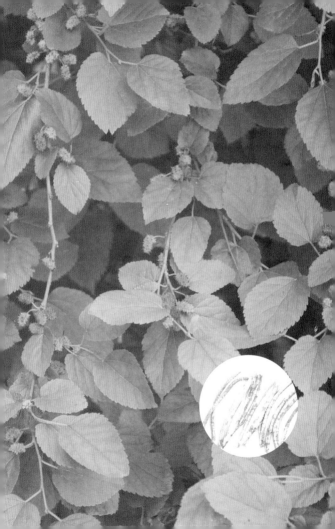

沙棘

别　名　达尔、醋柳、沙枣、醋柳果、酸刺子、酸柳柳。

来　源　本品系蒙古族、藏族习用药材。为胡颓子科植物沙棘*Hippophae rhamnoides* L.的干燥成熟果实。

生境分布　生长于海拔800~3600米的阳坡、沙漠地区、河谷阶地、平坦沙地和砾石质山坡。分布于华北、西北及四川等地。

采收加工　秋、冬二季果实成熟或冻硬时采收，除去杂质，干燥或蒸后干燥。

性味归经　酸、涩，温。归脾、胃、肺、心经。

功效主治　健脾消食，止咳祛痰，活血散瘀。主治脾虚食少，食积腹痛，咳嗽痰多，胸痹心痛，瘀血经闭，跌仆瘀肿。

用法用量　内服：3~10克，水煎服。

使用注意　婴幼儿禁用。

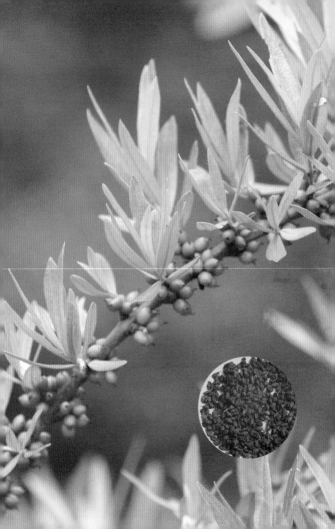

砂仁

别　　名　阳春砂、春砂仁、蜜砂仁。

来　　源　本品为姜科植物阳春砂*Amomum villosum* Lour.、绿壳砂*Amomum villosum* Lour. var. *xanthioides* T. L. Wu et Senjen 或海南砂*Amomum longiligulare* T. L. Wu的干燥成熟果实。

生境分布　生长于气候温暖、潮湿、富含腐殖质的山沟林下阴湿处。阳春砂分布于我国广东、广西等地。海南砂分布于我国海南、广东及湛江地区。缩砂产于越南、泰国、印度尼西亚等地。以阳春砂质量为优。

采收加工　夏、秋二季果实成熟时采收，晒干或低温干燥。

性味归经　辛，温。归脾、胃、肾经。

功效主治　化湿开胃，温脾止泻，理气安胎。主治湿浊中阻，脘痞不饥，脾胃虚寒，呕吐泄泻，妊娠恶阻，胎动不安。

用法用量　内服：3～6克，水煎服，后下。

使用注意　阴虚内热者禁服。

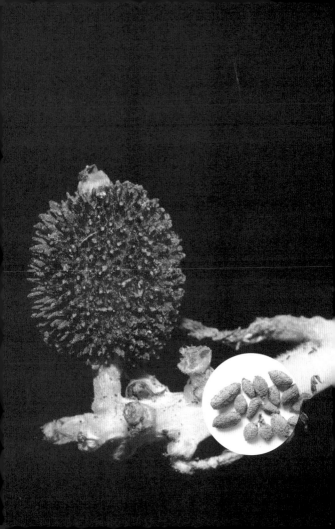

山慈菇

别　名　毛菇、山茨菇、毛慈菇、光慈菇、冰球子、山慈姑。

来　源　本品为兰科植物杜鹃兰 *Cremastra appendiculata*（D. Don）Makino、独蒜兰 *Pleione bulbocodioides*（Franch.）Rolfe 或云南独蒜兰 *Pleione yunnanensis* Rolfe的干燥假鳞茎。前者习称"毛慈姑"，后二者习称"冰球子"。

生境分布　生长于山坡及林下阴湿处。分布于长江流域以南地区及山西、陕西、甘肃等地。

采收加工　夏、秋二季采挖，除去地上部分及泥沙，分开大小置沸水锅内蒸煮至透心，干燥。

性味归经　甘、微辛，凉。归肝、脾经。

功效主治　清热解毒，化痰散结。主治痈肿疔毒，瘰疬痰核，癥瘕痞块，蛇虫咬伤。

用法用量　内服：3～9克，水煎服。外用：适量。

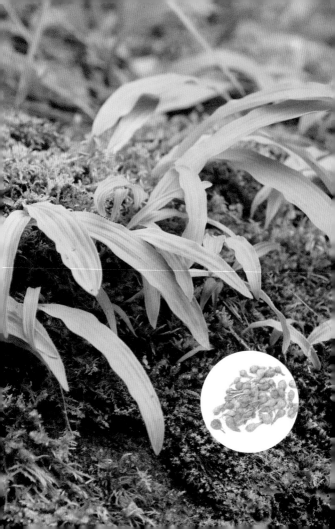

山豆根

别　名　豆根、黄结、广豆根、南豆根、小黄连、山大豆根。

来　源　本品为豆科植物越南槐 *Sophora tonkinensis* Gagnep.的干燥根及根茎。

生境分布　生长于坡地、平原等地。分布于广西、广东、江西、贵州等地。

采收加工　秋季采挖，除去杂质，洗净，干燥。

性味归经　苦，寒；有毒。归肺、胃经。

功效主治　清热解毒，消肿利咽。主治火毒蕴结，乳蛾喉痹，咽喉肿痛，牙龈肿痛，口舌生疮。

用法用量　内服：3～6克，水煎服。

使用注意　脾胃虚寒泄泻者忌服。

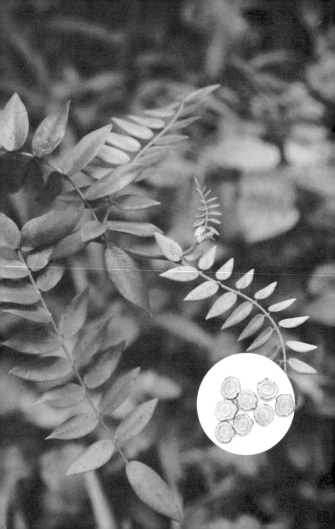

山奈

别　名　三赖、山辣、沙姜、三萘子。

来　源　本品为姜科植物山奈 *Kaempferia galanga* L.的干燥根茎。

生境分布　生长于山坡、草地、灌木丛等向阳处。主要分布于台湾、广东、广西、云南等地。

采收加工　冬季采挖，洗净，除去须根，切片，晒干。

性味归经　辛，温。归胃经。

功效主治　行气温中，消食，止痛。主治胸膈胀满，脘腹冷痛，饮食不消。

用法用量　内服：6~9克，水煎服。外用：鲜品捣敷。

使用注意　阴虚血亏，胃有郁火者忌服。

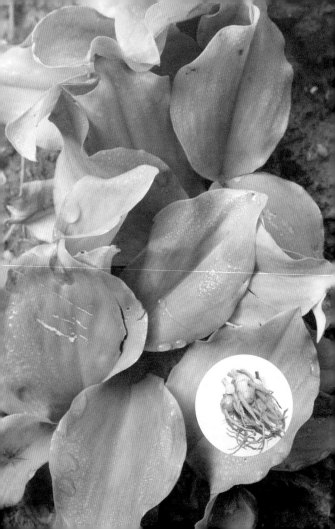

山药

别　名　薯蓣、土薯、山薯、玉延、怀山药、淮山药。

来　源　本品为薯蓣科植物薯蓣 *Dioscorea opposita* Thunb. 的干燥根茎。

生境分布　生长于排水良好、疏松肥沃的土壤中。全国各地均有栽培。产于河南焦作市的，习称怀山药，质量最佳。

采收加工　冬季（11～12月）茎叶枯萎后采挖，切去根头，洗净，除去外皮及须根，干燥，称为"毛山药"；或除去外皮，趁鲜切厚片，干燥，称为"山药片"；也有选择肥大顺直的干燥山药，置清水中，浸至无干心，闷透，切齐两端，用木板搓成圆柱状，晒干，打光，习称"光山药"。

性味归经　甘，平。归脾、肺、肾经。

功效主治　补脾养胃，生津益肺，补肾涩精。主治脾虚食少，食欲缺乏，倦怠无力，久泻不止，肺虚喘咳，肾虚遗精，尿频，带下，腰膝酸软，虚热消渴。

用法用量　内服：15～30克，水煎服。

使用注意　湿盛中满或有实邪、积滞者禁服。

436 ｜ 437　新版国家药典药物速认速查小红书

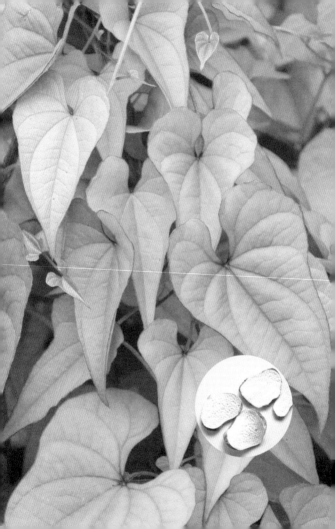

山银花

别　名　山花、南银花、土忍冬、土银花、山金银花。

来　源　本品为忍冬科植物灰毡毛忍冬*Lonicera macranthoides* Hand. -Mazz.、华南忍冬*Lonicera confusa* DC.、红腺忍冬*Lonicera hypoglauca* Miq.或黄褐毛忍冬*Lonicera fulvotomentosa* Hsu et S. C. Cheng的干燥花蕾或带初开的花。

生境分布　生长于溪边、旷野疏林下或灌木丛中。分布于四川、广东、广西、湖南、贵州、云南、安徽、浙江等地。广西山银花主要分布于马山、忻城、都安、田阳、宜山、凌云、资源等地。

采收加工　夏初花开放前采收，干燥。

性味归经　甘，寒。归肺、心、胃经。

功效主治　清热解毒，疏散风热。主治风热感冒，温热发病，疗疮痈肿，喉痹，丹毒，热毒血痢。

用法用量　内服：6～15克，水煎服。

使用注意　虚寒体弱者不宜多服、久服。

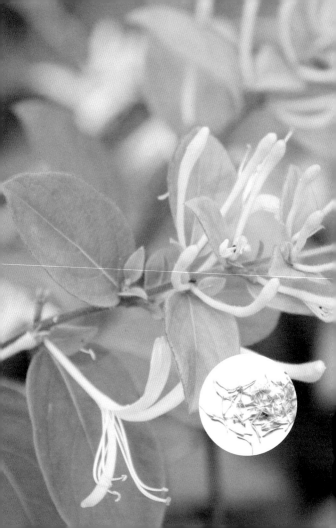

山楂

别　名　山梨、酸查、山查、鼠楂、羊棣、茅楂、赤爪实、赤爪子、棠棣子。

来　源　本品为蔷薇科植物山里红 *Crataegus pinnatifida* Bge. var. *major* N. E. Br.或山楂 *Crataegus pinnatifida* Bge.的干燥成熟果实。

生境分布　生长于山谷或山地灌木丛中。全国大部分地区均有野生或栽培。

采收加工　秋季果实成熟后采收，切片，干燥。

性味归经　酸、甘，微温。归脾、胃、肝经。

功效主治　消食健胃，行气散瘀，化浊降脂。主治肉食积滞，胃脘胀满，泻痢腹痛，瘀血经闭，产后瘀阻，心腹刺痛，胸痹心痛，疝气疼痛，高脂血症。焦山楂消食导滞作用增强。主治肉食积滞，泻痢不爽。

用法用量　内服：9～12克，水煎服。

使用注意　对胃酸过多、胃溃疡患者慎用；脾胃虚弱无积滞者慎用。

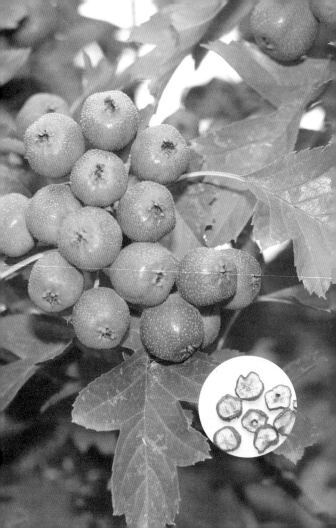

山茱萸

别　名　药枣、枣皮、萸肉、山萸肉、蜀酸枣、天木籽、山芋肉、实枣儿。

来　源　本品为山茱萸科植物山茱萸*Cornus officinalis* Sieb. et Zucc.的干燥成熟果肉。

生境分布　生长于山沟、溪旁或较湿润的山坡。分布于浙江、安徽、河南、陕西等地。

采收加工　秋末冬初果实成熟变红后采摘，用文火焙烘或置沸水中略烫后，及时除去果核，干燥。

性味归经　酸、涩，微温。归肝、肾经。

功效主治　补益肝肾，收涩固脱。主治眩晕耳鸣，腰膝酸痛，阳痿遗精，遗尿尿频，崩漏带下，大汗虚脱，内热消渴。

用法用量　内服：6～12克，水煎服。

使用注意　本品酸涩收敛，实邪、湿热证不宜用。

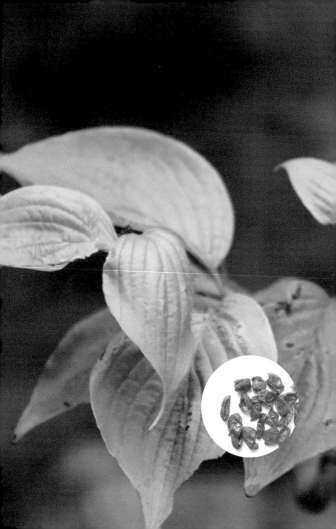

商陆

别　　名 当陆、章陆、山萝卜、章柳根、见肿消。

来　　源 本品为商陆科植物商陆*Phytolacca acinosa* Roxb. 或垂序商陆*Phytolacca americana* L.的干燥根。

生境分布 生长于路旁疏林下或栽培于庭园。分布于全国大部分地区。

采收加工 秋季至次春采挖，除去须根及泥沙，切成块或片，晒干或阴干。

性味归经 苦，寒；有毒。归肺、脾、肾、大肠经。

功效主治 逐水消肿，通利二便；外用解毒散结。主治水肿胀满，二便不通；外治痈肿疮毒。

用法用量 内服：3～9克，水煎服。外用：适量，煎汤熏洗。

使用注意 脾虚水肿及孕妇忌服

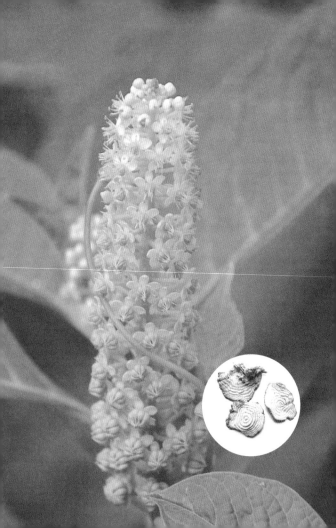

蛇床子

别　　名　蛇珠、野茴香、秃子花、蛇床实、蛇床仁、野萝卜碗子。

来　　源　本品为伞形科植物蛇床*Cnidium monnieri*（L.）Cuss.的干燥成熟果实。

生境分布　生长于弱碱性稍湿的草甸子、河沟旁、碱性草原、田间路旁。分布于广东、广西、安徽、江苏等地。

采收加工　夏、秋二季果实成熟时采收，除去杂质，晒干。

性味归经　辛、苦，温；有小毒。归肾经。

功效主治　燥湿祛风，杀虫止痒，温肾壮阳。主治阴痒带下，湿疹瘙痒，湿痹腰痛，肾虚阳痿，宫冷不孕。

用法用量　内服：3～10克，水煎服。外用：适量，多煎汤熏洗，或研末调敷。

使用注意　肾阴不足，相火易动，精关不固，下焦湿热者不宜服用。

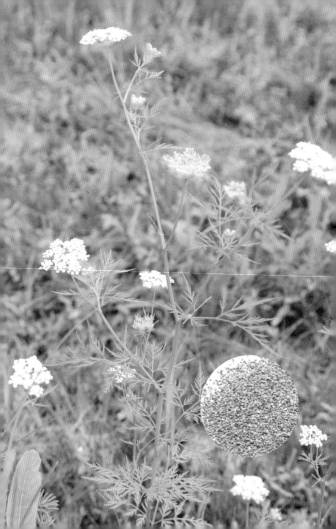

射干

别　名　寸干、乌扇、鬼扇、乌蒲、山蒲扇、野萱花、金蝴蝶。

来　源　本品为鸢尾科多年生草本植物射干*Belamcanda chinensis*（L.）DC.的干燥根茎。

生境分布　生长于林下或山坡。分布于湖北、河南、江苏、安徽等地。

采收加工　春初刚发芽或秋末茎叶枯萎时采挖，除去须根及泥沙，干燥。

性味归经　苦，寒。归肺经。

功效主治　清热解毒，消痰利咽。主治热毒痰火郁结，咽喉肿痛，痰涎壅盛，咳嗽气喘。

用法用量　内服：3～10克，水煎服。

使用注意　孕妇忌用或慎用。

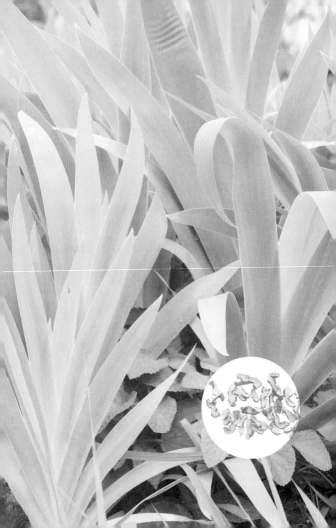

伸筋草

别 名 牛尾菜、水摇竹、大伸筋、百部伸筋、大顺筋藤。

来 源 本品为石松科植物石松*Lycopodium japonicum* Thunb.的干燥全草。

生境分布 生长于疏林下荫蔽处。分布于浙江、湖北、江苏等地。

采收加工 夏、秋二季茎叶茂盛时采收，除去杂质，晒干。

性味归经 微苦、辛，温。归肝、脾、肾经。

功效主治 祛风除湿，舒筋活络。主治关节酸痛，屈伸不利。

用法用量 内服：3～12克，水煎服。

使用注意 孕妇及出血过多者忌服。

450 | 451 新版国家药典药物速认速查小红书

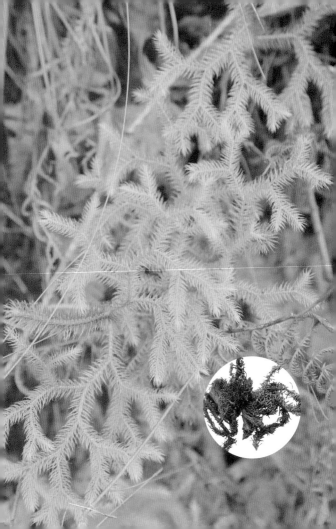

升麻

别　名　马尿杆、火筒杆、莽牛卡架、窟窿牙根。

来　源　本品为毛茛科植物升麻 *Cimicifuga foetida* L.、兴安升麻 *Cimicifuga dahurica*（Turcz.）Maxim. 或大三叶升麻 *Cimicifuga heracleifolia* Kom. 的干燥根茎。

生境分布　生长于山坡、沙地。升麻的根茎为药材西升麻或称川升麻，分布于陕西、四川；大三叶升麻的根茎为药材关升麻，分布于辽宁、吉林、黑龙江；兴安升麻的根茎为药材北升麻，分布于辽宁、黑龙江、河北、山西等地。

采收加工　秋季采挖，除去泥沙，晒至须根干时，燎去或除去须根，晒干。

性味归经　辛、微甘，微寒。归肺、脾、胃、大肠经。

功效主治　发表透疹，清热解毒，升举阳气。主治风热感冒，头痛，齿痛，口舌生疮，咽喉肿痛，麻疹不透，阳毒发斑，脱肛，子宫脱垂。

用法用量　内服：3～10克，水煎服，或入丸、散。

使用注意　麻疹疹出已透、阴虚火旺、肝阳上亢、上盛下虚者忌用。

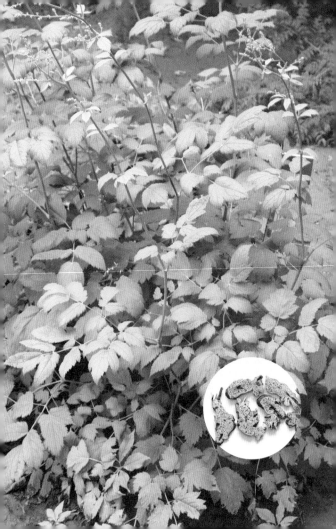

生姜

别　名　姜、姜皮、鲜姜、姜根、百辣云、炎凉小子。

来　源　本品为姜科植物姜*Zingiber officinale* Rosc.的新鲜根茎。

生境分布　生长于阳光充足、排水良好的沙质地。全国各地均产，其中以四川、广东、山东、陕西为主产地。

采收加工　秋、冬二季采挖，除去须根和泥沙。

性味归经　辛，微温。归肺、脾、胃经。

功效主治　解表散寒，温中止呕，化痰止咳，解鱼蟹毒。主治风寒感冒，咳嗽痰多，胃寒呕吐，鱼蟹中毒。

用法用量　内服：3～10克，水煎服。

使用注意　阴虚内热者忌服。

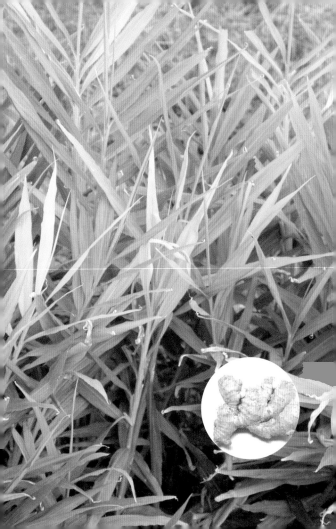

石菖蒲

别　名　水剑草、山菖蒲、金钱蒲、药菖蒲、菖蒲叶、香菖蒲。

来　源　本品为天南星科植物石菖蒲 *Acorus tatarinowii* Schott 的干燥根茎。

生境分布　生长于阴湿环境，在树荫密度较大的树下也能生长。分布于四川、浙江、江苏等地。

采收加工　秋、冬二季采挖，除去叶、须根及泥沙，晒干。

性味归经　辛、苦，温。归心、胃经。

功效主治　开窍豁痰，醒神益智，化湿开胃。主治脘痞不饥，噤口下痢，神昏癫痫，耳鸣耳聋，健忘失眠。

用法用量　内服：3～10克，水煎服。

使用注意　凡阴亏血虚及精滑多汗者不宜用。

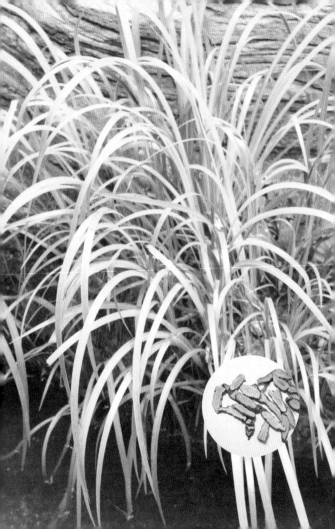

石斛

别　　名　禁生、林兰、黄草、杜兰、金钗花、千年润、吊兰花。

来　　源　本品为兰科植物金钗石斛*Dendrobium nobile* Lindl.、霍山石斛 *Dendrobium huoshanense* C. Z. Tang et S. J. Cheng 、鼓槌石斛*Dendrobium chrysotoxum* Lindl.或流苏石斛 *Dendrobium fimbriatum* Hook.的栽培品及其同属植物近似种的新鲜或干燥茎。

生境分布　生长于海拔100～3000米，常附生于树上或岩石上。分布于四川、云南、贵州、广东、广西、湖北等地；陕西、河南、江西等地也有分布。

采收加工　全年均可采收，鲜用者除去根及泥沙；干用者采收后，除去杂质，用开水略烫或烘软，再边搓边烘晒，至叶鞘搓净，干燥。

性味归经　甘，微寒。归胃、肾经。

功效主治　益胃生津，滋阴清热。主治热病津伤，口干烦渴，胃阴不足，食少干呕，病后虚热不退，阴虚火旺，骨蒸劳热，目暗不明，筋骨痿软。

用法用量　干品6～12克，水煎服；鲜品15～30克，水煎服。

使用注意　脾胃虚寒者禁服。

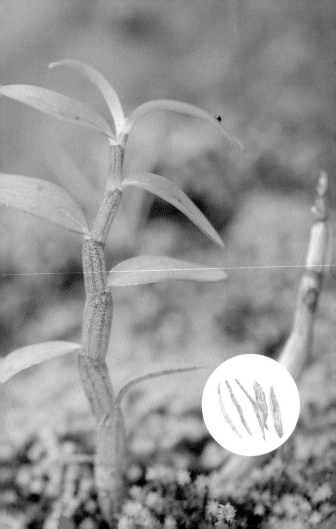

石榴皮

别　名　石榴壳、酸榴皮、西榴皮、酸石榴皮。

来　源　本品为石榴科植物石榴*Punica granatum* L.的干燥果皮。

生境分布　生长于山坡向阳处或栽培于庭园。我国大部分地区有分布。

采收加工　秋季果实成熟后收集果皮，晒干。

性味归经　酸、涩，温。归大肠经。

功效主治　涩肠止泻，止血，驱虫。主治久泻久痢，便血，脱肛，崩漏下血，带下，虫积腹痛。

用法用量　内服：3~9克，水煎服。

使用注意　阴虚火旺者忌服，恶小蓟。

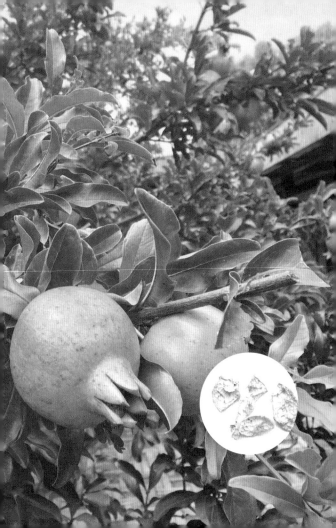

石韦

别　名　石皮、石剑、潭剑、金星草、生扯拢、虹霓剑草。

来　源　本品为水龙骨科植物庐山石韦*Pyrrosia sheareri*（Bak.）Ching、石韦*Pyrrosia lingua*（Thunb.）Farwell或有柄石韦*Pyrrosia petiolosa*（Christ）Ching的干燥叶。

生境分布　生长于山野的岩石上或树上。主要分布于长江以南各地。

采收加工　全年均可采收，降去根茎及根，晒干或阴干。

性味归经　甘、苦，微寒。归肺、膀胱经。

功效主治　利尿通淋，清肺止咳，凉血止血。主治热淋，血淋，石淋，小便不通，淋沥涩痛，肺热喘咳，吐血，衄血，尿血，崩漏。

用法用量　内服：6～12克，水煎服。

使用注意　阴虚及无湿热者忌服。

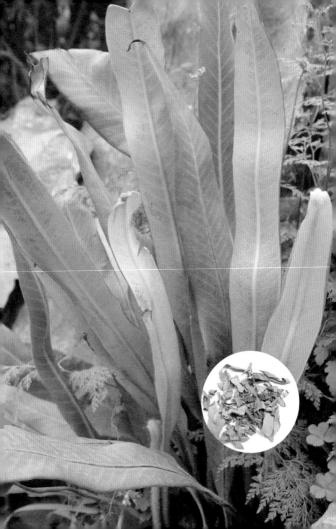

使君子

别　名 留求子、史君子、五棱子、索子果、冬均子、病柑子。

来　源 本品为使君子科植物使君子 *Quisqualis indica* L.的干燥成熟果实。

生境分布 生长于山坡、平地、路旁等向阳灌木丛中，也有栽培。分布于四川、广东、广西、云南等地。

采收加工 秋季果皮变紫黑色时采收。晒干，去壳，取种仁生用或炒香用。

性味归经 甘，温。归脾、胃经。

功效主治 杀虫消积。主治蛔虫病，蛲虫病，虫积腹痛，小儿疳积。

用法用量 使君子9~12克，捣碎入煎剂；使君子仁6~9克，多入丸、散或单用，作1~2次分服。小儿每岁1~1.5粒，炒香嚼服，每日总量不超过20粒。

使用注意 服药时忌饮浓茶。

464 | 465　新版国家药典药物速认速查小红书

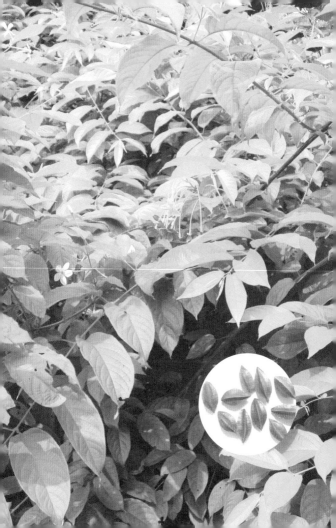

丝瓜络

别　　名　瓜络、丝瓜筋、丝瓜布、天萝筋、丝瓜网、丝瓜壳、絮瓜瓤、丝瓜瓤。

来　　源　本品为葫芦科植物丝瓜 *Luffa cylindrica*（L.）Roem. 的干燥成熟果实中的维管束。

生境分布　我国各地均有栽培。

采收加工　夏、秋二季果实成熟、果皮变黄、内部干枯时采摘，除去外皮及果肉，洗净，晒干，除去种子。

性味归经　甘，平。归肺、胃、肝经。

功效主治　祛风通络，活血下乳。主治痹痛拘挛，胸胁胀痛，乳汁不通，乳痈肿痛。

用法用量　内服：5～12克，水煎服。

使用注意　寒嗽、寒痰者慎用。

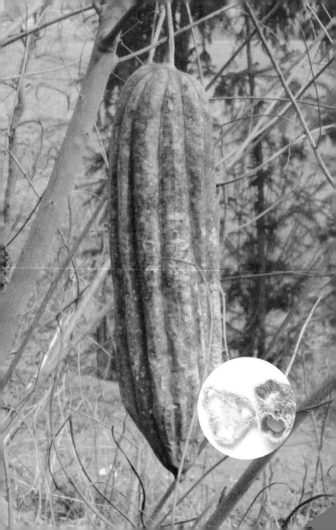

四季青

别　　名　油叶树、红冬青、树顶子。

来　　源　本品为冬青科植物冬青 *Ilex chinensis* Sims 的干燥叶。

生境分布　生长于向阳山坡林缘、灌木丛中。分布于江苏、浙江、广西、广东和西南各地。

采收加工　秋、冬二季采收，晒干。

性味归经　苦、涩，凉。归肺、大肠、膀胱经。

功效主治　清热解毒，消肿祛瘀。主治肺热咳嗽，咽喉肿痛，痢疾，胁痛，热淋；外治烧烫伤，皮肤溃疡。

用法用量　内服：15～60克，水煎服。外用：适量，水煎外涂。

使用注意　脾胃虚寒、肠滑泄泻者慎用。

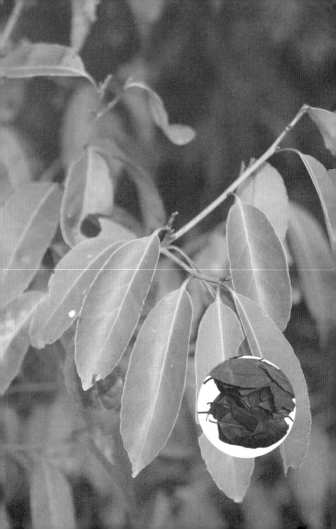

酸枣仁

别　名　枣仁、酸枣核。

来　源　本品为鼠李科植物酸枣*Ziziphus jujuba* Mill. var. *spinosa*（Bunge）Hu ex H. F.Chou 的干燥成熟种子。

生境分布　生长于向阳或干燥的山坡、山谷、丘陵、平原、路旁及荒地。性耐干旱，常形成灌木丛。分布于华北、西北及辽宁、山东、江苏、安徽、河南、湖北、四川等地。

采收加工　秋末冬初采收成熟果实，除去果肉和核壳，收集种子，晒干。

性味归经　甘、酸，平。归肝、胆、心经。

功效主治　养心补肝，宁心安神，敛汗生津。主治虚烦不眠，惊悸多梦，体虚多汗，津伤口渴。

用法用量　内服：10～15克，水煎服。

使用注意　大便溏泻者须慎用，实邪郁火所致心神不安者忌用。

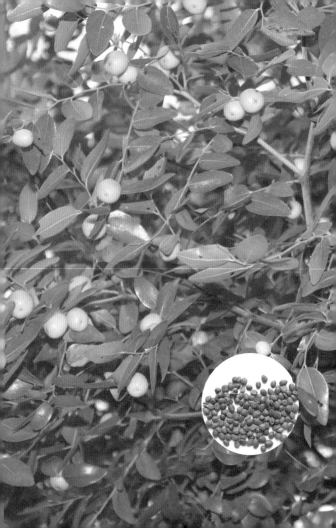

锁阳

别 名 锁燕、地毛球、锈铁棒、锁严子、地毛球。

来 源 本品为锁阳科植物锁阳*Cynomorium songaricum* Rupr.的干燥肉质茎。

生境分布 生长于干燥多沙地带，多寄生于白刺的根上。分布于内蒙古、甘肃、青海等地。

采收加工 春季采挖，除去花序，切段，晒干。

性味归经 甘，温。归肝、肾、大肠经。

功效主治 补肾阳，益精血，润肠通便。主治肾阳不足，精血亏虚，腰膝痿软，阳痿滑精，肠燥便秘。

用法用量 内服：5～10克，水煎服。

使用注意 阴虚阳旺、脾虚泄泻、实热便秘者忌服。

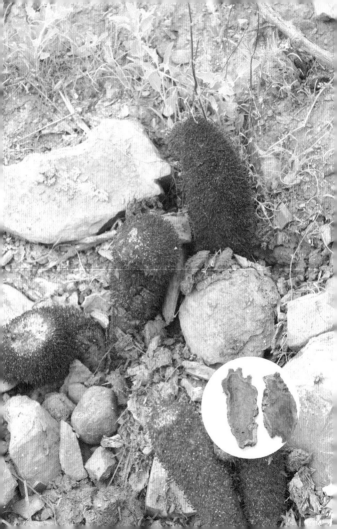

太子参

别　名　童参、米参、孩儿参、双批七、四叶参。

来　源　本品为石竹科植物孩儿参 *Pseudostellaria heterophylla*（Miq.）Pax ex Pax et Hoffm.的干燥块根。

生境分布　生长于林下富腐殖质的深厚土壤中。分布于江苏、安徽、山东等地。

采收加工　夏季茎叶大部分枯萎时采挖，洗净，除去须根，置于沸水中略烫后晒干或直接晒干。

性味归经　甘、微苦，平。归脾、肺经。

功效主治　益气健脾，生津润肺。主治脾虚体倦，食欲不振，病后虚弱，气阴不足，自汗口渴，肺燥干咳。

用法用量　内服：9～30克，水煎服。

使用注意　邪实之证慎用。

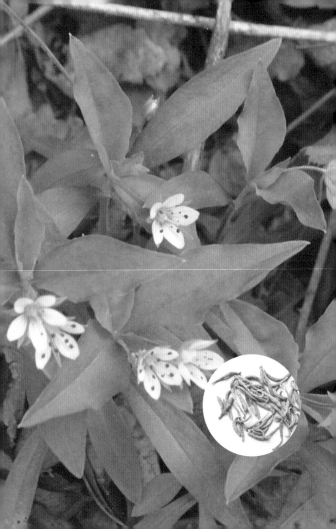

檀香

别　名　旃檀、真檀、白檀、檀香木。

来　源　本品为檀香科植物檀香 *Santalum album* L. 树干的干燥心材。

生境分布　野生或栽培。分布于广东、云南、台湾。国外分布于印度、印度尼西亚。

采收加工　四季可采，夏采为好。取出心材，切成小段。

性味归经　辛，温。归脾、胃、心、肺经。

功效主治　行气温中，开胃止痛。主治寒凝气滞，胸膈不舒，胸痹心痛，脘腹疼痛，呕吐食少。

用法用量　内服：2～5克，水煎服。

使用注意　阴虚火旺、气热吐衄者慎服。

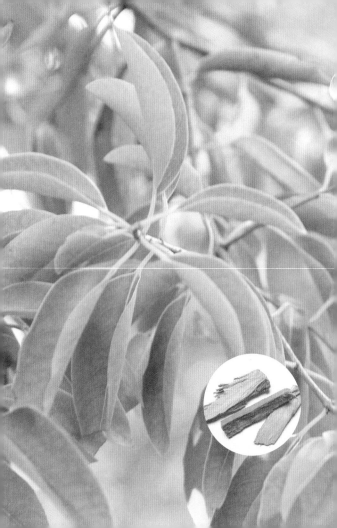

桃仁

别　名　毛桃仁、扁桃仁、大桃仁。

来　源　本品为蔷薇科植物桃 *Prunus persica*（L.）Batsch 或山桃 *Prunus davidiana*（Carr.）Franch.的干燥成熟种子。

生境分布　全国各地均有栽培。

采收加工　果实成熟后采收，除去果肉和核壳，取出种子，晒干。

性味归经　苦、甘、平。归心、肝、大肠经。

功效主治　活血祛瘀，润肠通便，止咳平喘。主治经闭痛经，癥瘕痞块，肺痈肠痈，跌仆损伤，肠燥便秘，咳嗽气喘。

用法用量　内服：5～10克，水煎服。

使用注意　孕妇慎用。

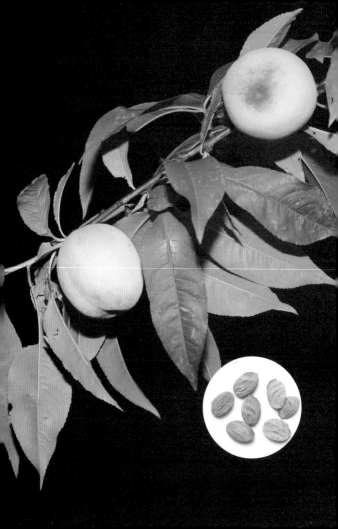

天冬

别　名　天门冬、天文冬、肥天冬、大天冬、润天冬、鲜天冬、朱天冬。

来　源　本品为百合科植物天冬Asparagus cochinchinensis（Lour.）Merr.的干燥块根。

生境分布　生长于阴湿的山野林边、山坡草丛或丘陵地带灌木丛中。主要分布于贵州、四川、广西、浙江、云南等地。陕西、甘肃、湖北、安徽、河南、江西也有分布。

采收加工　秋、冬二季采挖，洗净，除去茎基和须根，置沸水中煮或蒸至透心，趁热除去外皮，洗净干燥。

性味归经　甘、苦，寒。归肺、肾经。

功效主治　养阴润燥，清肺生津。主治肺燥干咳，顿咳痰黏，腰膝酸痛，骨蒸潮热，内热消渴，热病津伤，咽干口渴，肠燥便秘。

用法用量　内服：6～12克，水煎服。

使用注意　脾胃虚寒、食少便溏者不宜；外感风寒咳嗽、虚寒泄泻者忌用。

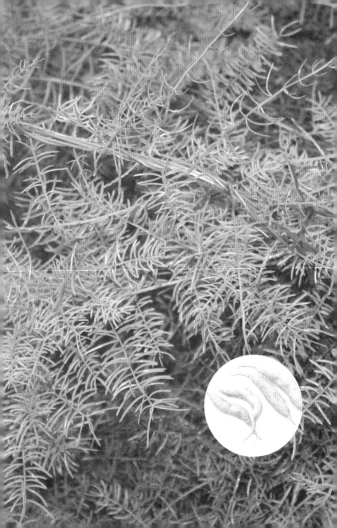

天葵子

别　名　地丁子、天葵根、散血珠、天去子、紫背天葵子。

来　源　本品为毛茛科植物天葵 *Semiaquilegia adoxoides*（DC.）Makino的干燥块根。

生境分布　生长于丘陵或低山林下、草丛、沟边等阴湿处。分布于江苏、湖南、湖北等地。

采收加工　夏初采挖，洗净，干燥，除去须根。

性味归经　甘、苦，寒。归肝、胃经。

功效主治　清热解毒，消肿散结。主治痈肿疔疮，乳痈，瘰疬，蛇虫咬伤。

用法用量　内服：9～15克，水煎服。

使用注意　脾虚便溏者忌用。

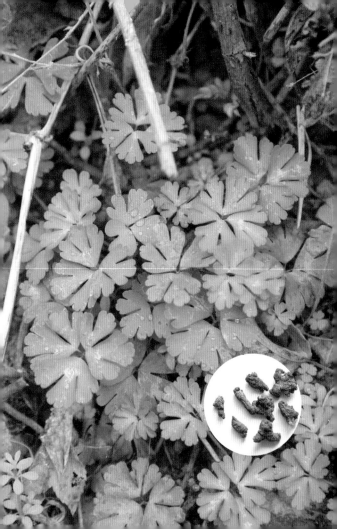

天麻

别　名　神草、赤箭、离母、木浦、赤箭芝、独摇芝、鬼督邮、定风草。

来　源　本品为兰科植物天麻 *Gastrodia elata* Bl. 的干燥块茎。

生境分布　生长于腐殖质较多而湿润的林下，向阳灌木丛及草坡也有。分布于四川、云南、贵州等地。

采收加工　立冬后至次年清明前采挖，立即洗净，蒸透，低温干燥。

性味归经　甘，平。归肝经。

功效主治　息风止痉，平抑肝阳，祛风通络。主治小儿惊风，癫痫抽搐，破伤风，头痛头晕，眩晕耳鸣，手足不利，肢体麻木，风湿痹痛。

用法用量　内服：3～10克，水煎服。

使用注意　津液衰少，血虚、阴虚者慎用天麻；不可与御风草根同用，否则有令人肠结的危险。

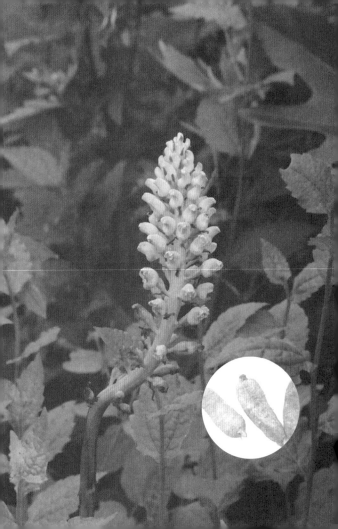

天南星

别　名　南星、白南星、蛇苞谷、山苞米、山棒子。

来　源　本品为天南星科植物天南星*Arisaema erubescens*（Wall.）Schott、异叶天南星*Arisaema heterophyllum* Bl.或东北天南星*Arisaema amurense* Maxim.的干燥块茎。

生境分布　生长于丛林之下或山野阴湿处。天南星分布于河南、河北、四川等地；异叶天南星分布于江苏、浙江等地；东北天南星分布于辽宁、吉林等地。

采收加工　秋、冬二季茎叶枯萎时采挖，除去须根及皮，干燥。

性味归经　苦、辛，温；有毒。归肺、肝、脾经。

功效主治　散结消肿。外用：治痈疮肿毒，蛇虫咬伤。

用法用量　外用：生品适量，研末以醋或酒调敷患处。

使用注意　孕妇慎用；生品内服宜慎。

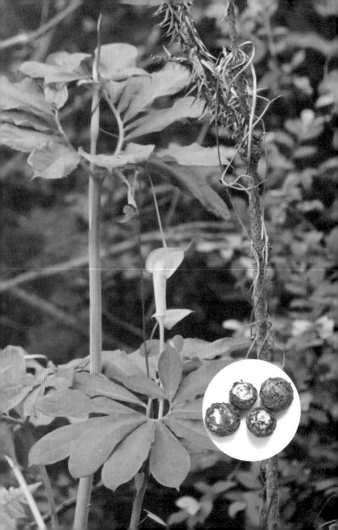

天山雪莲

TIAN SHAN XUE LIAN

别　　名　寒雪草、天山雪莲花、新疆雪莲花。

来　　源　本品系维吾尔族习用药材。为菊科植物天山雪莲 *Saussurea involucrata*（Kar. et Kir.）Sch. -Bip.的干燥地上部分。

生境分布　生长于高山石缝、砾石和沙质河滩中。分布于新疆、青海、甘肃等地。

采收加工　夏、秋二季花开时采收，阴干。

性味归经　维吾尔医：性质，二级湿热。传统中医：微苦，温。归肝、脾、肾经。

功效主治　维吾尔医：补肾活血，强筋骨，营养神经，调节异常体液。主治风湿性关节炎，关节疼痛，肺寒咳嗽，肾与小腹冷痛，白带过多等。传统中医：温肾助阳，祛风胜湿，通经活血。主治风寒湿痹痛、类风湿性关节炎，小腹冷痛，月经不调。

用法用量　内服：3～6克，水煎或酒浸服。外用：适量。

使用注意　孕妇忌用。

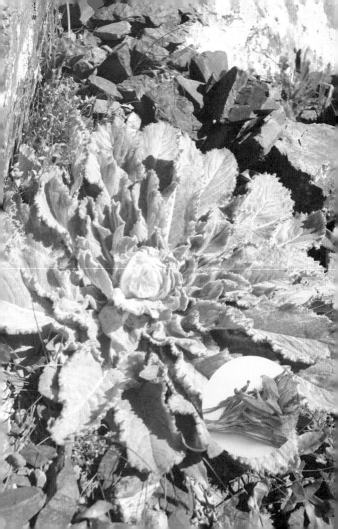

天仙子

别　名　莨菪子。

来　源　本品为茄科植物莨菪*Hyoscyamus niger* L.的干燥成熟种子。

生境分布　生长于海拔1700～2600米的山坡、林旁和路边。分布于华北、东北、西北诸省（区）及河南、河北、辽宁等地。

采收加工　夏、秋二季果实成熟时，采摘果实，曝晒，打下种子，筛去枝梗、果皮，晒干。

性味归经　苦、辛，温；有大毒。归心、胃、肝经。

功效主治　解痉止痛，平喘，安神。主治胃脘挛痛，喘咳，癫狂。

用法用量　内服：0.06～0.6克，水煎服。

使用注意　本品大毒。内服宜慎重，不能过量或持续服用。心脏病、心动过速、青光眼患者及孕妇禁用。

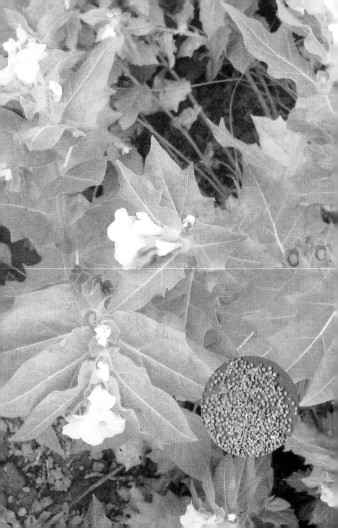

铁皮石斛

TIE PI SHI HU

别　名　黑节草、铁皮兰、云南铁皮。

来　源　本品为兰科植物铁皮石斛 *Dendrobium officinale* Kimura et Migo 的干燥茎。

生境分布　生长于海拔近1000米的山地半阴湿岩石上。主要分布于浙江、广西、四川、云南、贵州等地。

采收加工　11月至翌年3月采收，除去杂质，剪去部分须根，边加热边扭成螺旋形或弹簧状，烘干；或切成段，干燥或低温烘干。前者习称"铁皮枫斗"（耳环石斛）；后者习称"铁皮石斛"。

性味归经　甘，微寒。归胃、肾经。

功效主治　益胃生津，滋阴清热。主治热病津伤，口干烦渴，胃阴不足，食少干呕，病后虚热不退，阴虚火旺，骨蒸劳热，目暗不明，筋骨痿软。

用法用量　内服：6～12克，水煎服。

使用注意　脾胃虚弱者用量宜少。

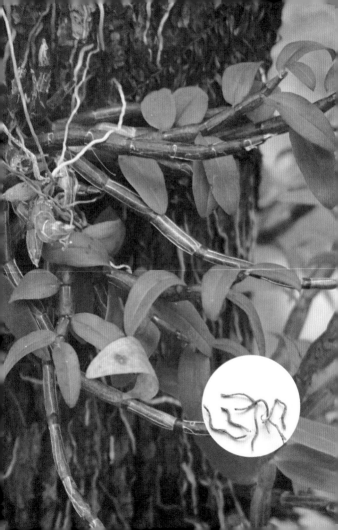

葶苈子

别　名　丁历、大适、大室、辣辣菜、北葶苈子、甜葶苈子。

来　源　本品为十字花科植物独行菜 *Lepidium apetalum* Willd.或播娘蒿 *Descurainia sophia*（L.）Webb. ex Prantl.的干燥成熟种子。

生境分布　生长于路旁、沟边或山坡、田野。前者习称"北葶苈子"，分布于河北、辽宁、内蒙古、吉林等地；后者习称"南葶苈子"，分布于江苏、山东、安徽、浙江等地。

采收加工　夏季果实成熟时采割植株，晒干，搓出种子，除去杂质。

性味归经　苦、辛，大寒。归肺、膀胱经。

功效主治　泻肺平喘，利水消肿。主治痰涎壅肺，喘咳痰多，胸胁胀满，不得平卧，胸腹水肿，小便不利。

用法用量　内服：3～10克，水煎服。

使用注意　本品性泄利易伤正，故凡肺虚喘促、脾虚肿满、膀胱气虚、小便不利者忌用。

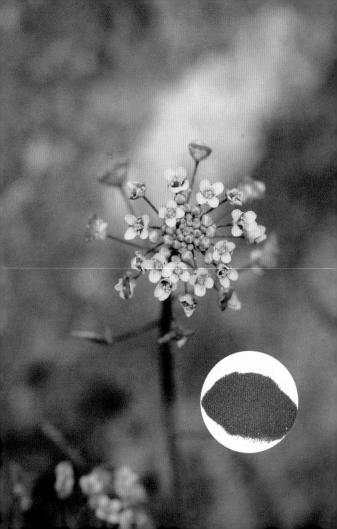

土贝母

别　名　土贝、草贝、大贝母、地苦胆。

来　源　本品为葫芦科植物土贝母*Bolbostemma paniculatum*（Maxim.）Franquet的干燥块茎。

生境分布　生长于山坡或平地。分布于河南、河北、山东、山西、陕西、甘肃、云南等地。

采收加工　秋季采挖，洗净掰开，煮至无白芯，取出，晒干。

性味归经　苦，微寒。归肺、脾经。

功效主治　解毒，散结，消肿。主治乳痈，瘰疬，痰核。

用法用量　内服：5～10克，水煎服。

使用注意　孕妇慎服。

496 ｜ 497　新版国家药典药物速认速查小红书

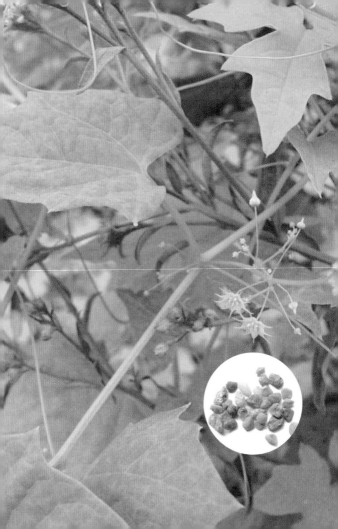

土茯苓

别　名　刺猪苓、过山龙、冷饭团、山归来、久老薯、红土苓。

来　源　本品为百合科植物光叶拔葜 *Smilax glabra* Roxb. 的干燥根茎。

生境分布　生长于林下或山坡。分布于长江流域南部各地。

采收加工　夏、秋二季采挖，除去须根，洗净，干燥；或趁鲜切成薄片，干燥。

性味归经　甘、淡、平。归肝、胃经。

功效主治　解毒，除湿，通利关节。主治筋骨疼痛，梅毒及汞中毒所致的肢体拘挛，湿热淋浊，带下，痈肿，瘰疬，疥癣。

用法用量　内服：15～60克，水煎服。

使用注意　服药期间忌饮茶，否则可致脱发。

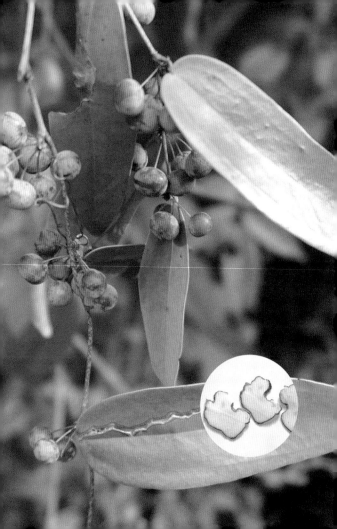

土荆皮

别　名　土槿皮、荆树皮、金钱松皮。

来　源　本品为松科植物金钱松 *Pseudolarix amabilis*（Nelson）Rehd.的干燥根皮或近根树皮。

生境分布　生长于海拔100~1500米的山地针、阔叶树混交林中。分布于江苏、安徽、浙江、江西、福建、湖北、湖南、四川等地。多为栽培。

采收加工　夏季剥取，晒干。

性味归经　辛，温；有毒。归肺、脾经。

功效主治　杀虫，疗癣，止痒。主治疥癣瘙痒。

用法用量　外用：适量，醋或酒浸涂擦，或研末调涂患处。

使用注意　本品有毒，一般不作内服。

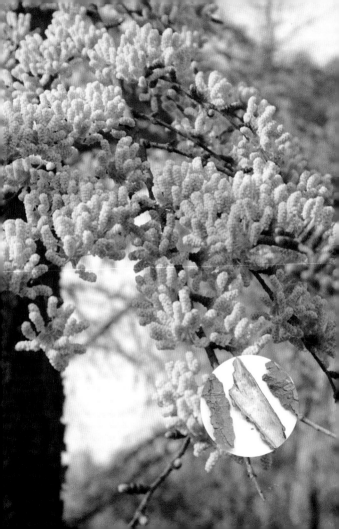

土木香

别　名　玛奴、祁木香。

来　源　本品为菊科植物土木香 *Inula helenium* L.的干燥根。

生境分布　生长于河边、田边、河谷等潮湿处。分布于我国东北、华北及西北地区，河北、浙江、四川等地有栽培。

采收加工　秋季采挖，除去泥沙，晒干。

性味归经　辛、苦，温。归肝、脾经。

功效主治　健脾和胃，行气止痛，安胎。主治胸胁、脘腹胀痛，胸胁挫伤，岔气作痛，呕吐泻痢，胎动不安。

用法用量　内服：3～9克，多入丸、散服。

使用注意　内热口干、喉干舌绛者忌用。

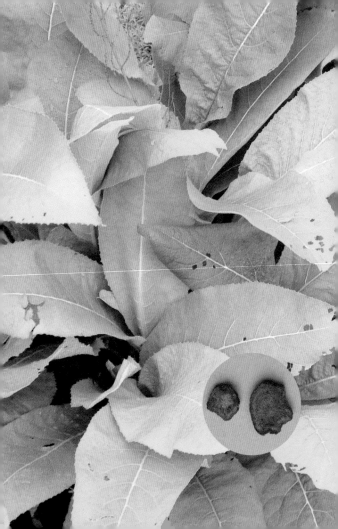

菟丝子

别　名　萝丝子、豆寄生、豆须子、巴钱天、黄鳝藤、金黄丝子。

来　源　本品为旋花科植物菟丝子 *Cuscuta chinensis* Lam.或南方菟丝子 *Cuscuta australis* R.Br.的干燥成熟种子。

生境分布　生长于田边、荒地及灌木丛中，常寄生于豆科等植物上。分布于东北辽阳、盖平、河南、山东、山西等地。

采收加工　秋季果实成熟时采收植株，晒干，打下种子，除去杂质。

性味归经　辛、甘，平。归肝、肾、脾经。

功效主治　内用补益肝肾，固精缩尿，安胎，明目，止泻；外用消风祛斑。主治肝肾不足，腰膝酸软，阳痿遗精，遗尿尿频，肾虚胎漏，胎动不安，目昏耳鸣，脾肾虚泻；外用治白癜风。

用法用量　内服：6～12克，水煎服。外用：适量。

使用注意　阴虚火旺、大便燥结、小便短赤者不宜服用。

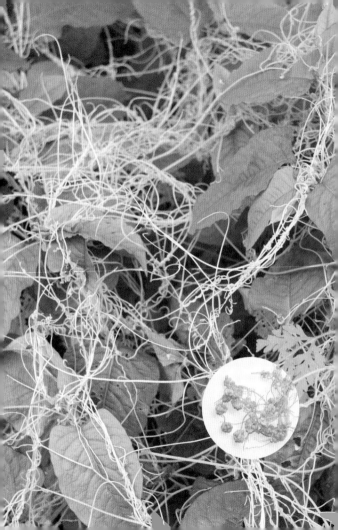

瓦松

别　　名　瓦花、瓦玉、屋松、岩笋、塔松、瓦霜、向天草、昨叶荷草。

来　　源　本品为景天科植物瓦松 *Orostachys fimbriata*（Turcz.）Berg.的干燥地上部分。

生境分布　生长于屋顶、墙头及石上。全国各地均有分布。

采收加工　夏、秋二季花开时采收，除去根及杂质，晒干。

性味归经　酸、苦，凉。归肝、肺、脾经。

功效主治　凉血止血，解毒敛疮。主治血痢，便血，痔血，疮口久不愈合。

用法用量　内服：3～9克，水煎服。外用：适量，研末涂敷患处。

使用注意　脾胃虚寒者忌用。

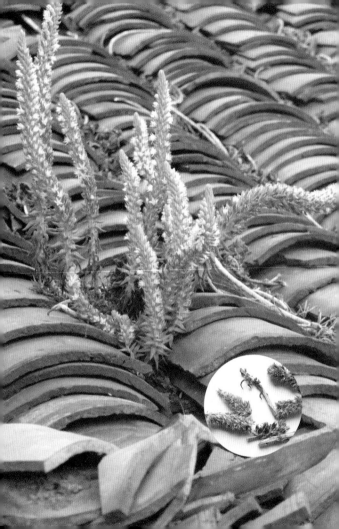

王不留行

WANG BU LIU XING

别　名　奶米、大麦牛、不母留、王母牛、禁宫花、剪金花、金盏银台。

来　源　本品为石竹科植物麦蓝菜 *Vaccaria segetalis*（Neck.）Garcke的干燥成熟种子。

生境分布　生长于山地、路旁及田间。全国各地均产，主要分布于江苏、河北、山东及东北等地。以河北产量为最大，习惯认为产于河北邢台者质优。

采收加工　夏季果实成熟、果皮尚未开裂时采割植株，晒干，打下种子，除去杂质，再晒干。

性味归经　苦，平。归肝、胃经。

功效主治　活血通经，下乳消肿，利尿通淋。主治经闭，痛经、乳汁不下，乳痈肿痛，淋证涩痛。

用法用量　内服：5～10克，水煎服。

使用注意　孕妇慎用。

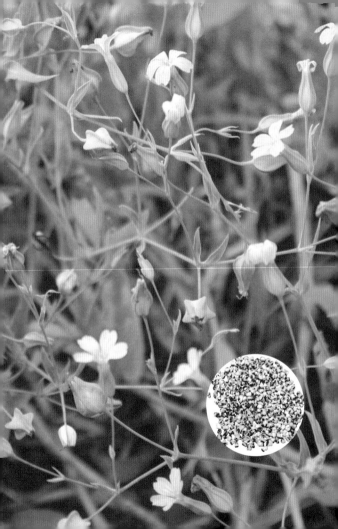

威灵仙

别　名　百条根、老虎须、铁扇扫、铁脚威灵仙。

来　源　本品为毛茛科植物威灵仙*Clematis chinensis* Osbeck、棉团铁线莲*Clematis hexapetala* Pall.或东北铁线莲 *Clematis manshurica* Rupr.的干燥根及根茎。

生境分布　生长于山谷、山坡或灌木丛中。分布于江苏、浙江、江西、安徽、四川、贵州、福建、广东、广西等地。

采收加工　秋季采挖，除去泥沙，晒干。

性味归经　辛、咸，温。归膀胱经。

功效主治　祛风湿，通经络。主治风湿痹痛，肢体麻木，筋脉拘挛，屈伸不利。

用法用量　内服：6～10克，水煎服。

使用注意　本品走散力强，能耗散气血，故气血虚弱、胃溃疡者慎用。

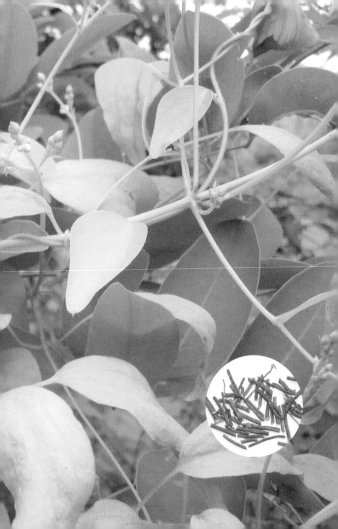

乌梅

别　名 梅实、春梅、熏梅、桔梅肉。

来　源 本品为蔷薇科植物梅*Prunus mume*（Sieb.）Sieb. et Zucc.的干燥近成熟果实。

生境分布 喜温暖湿润气候，需阳光充足。全国各地均有栽培。分布于浙江、福建、云南等地。

采收加工 夏季果实近成熟时采收，低温烘干后焖至色变黑。

性味归经 酸、涩，平。归肝、脾、肺、大肠经。

功效主治 敛肺，涩肠，生津，安蛔。主治肺虚久咳，久疟久泻，虚热消渴，蛔厥呕吐腹痛。

用法用量 内服：6～12克，水煎服。

使用注意 表邪、实热积滞者不宜用。

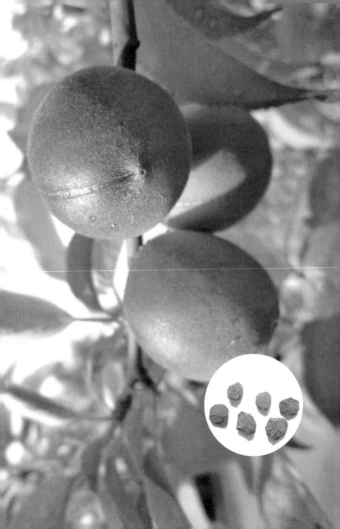

乌药

别　名　香叶子、细叶樟、铜钱树、斑皮柴、白背树、天台乌药。

来　源　本品为樟科植物乌药 *Lindera aggregata*（Sims）Kosterm. 的干燥块根。

生境分布　生长于向阳山谷、坡地或疏林灌木丛中。分布于浙江、安徽、江西、陕西等地。以浙江天台产者质量最佳。

采收加工　全年均可采挖，除去细根，洗净，趁鲜切片，晒干，或直接晒干。

性味归经　辛，温。归肺、脾、肾、膀胱经。

功效主治　行气止痛，温肾散寒。主治寒凝气滞，胸腹胀痛，气逆喘急，膀胱虚冷，遗尿尿频，疝气疼痛，经寒腹痛。

用法用量　内服：6~10克，水煎服。

使用注意　气血虚而有内热者不宜服用。

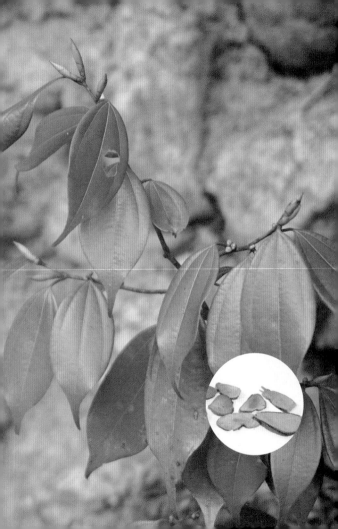

吴茱萸

别　　名　吴萸、茶辣、米辣子、臭辣子树。

来　　源　本品为芸香科植物吴茱萸 *Euodia rutaecarpa*（Juss.）Benth.、石虎 *Euodia rutaecarpa*（Juss.）Benth. var. officinalis（Dode）Huang 或疏毛吴茱萸 *Euodia rutaecarpa*（Juss.）Benth. var. bodinieri（Dode）Huang 的干燥近成熟果实。

生境分布　生长于温暖地带路旁、山地或疏林下。多为栽培。分布于贵州、广西、湖南、云南、四川、陕西南部及浙江等地。以贵州、广西产量较大，湖南常德产者质量佳。

采收加工　8～11月果实尚未开裂时，剪下果枝，晒干或低温干燥，除去枝、叶、果梗等杂质。

性味归经　辛、苦，热；有小毒。归肝、脾、胃、肾经。

功效主治　散寒止痛，降逆止呕，助阳止泻。主治厥阴头痛，寒疝腹痛，寒湿脚气，经行腹痛，脘腹胀痛，呕吐吞酸，五更泄泻。

用法用量　内服：2～5克，水煎服。外用：适量。

使用注意　辛热燥烈之品，易损气动火，不宜多用久服，阴虚有热者忌用。

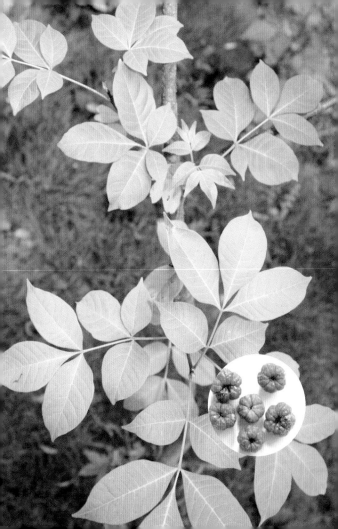

五倍子

别　　名　角倍、肤杨树、盐肤子、盐酸白、五倍柴。

来　　源　本品为漆树科植物盐肤木 *Rhus chinensis* Mill.、青麸杨 *Rhus potaninii* Maxim. 或红麸杨 *Rhus punjabensis* Stew. var. sinica（Diels）Rehd. et Wils. 叶上寄生的虫瘿。主要由五倍蚜 *Melaphis chinensis*（Bell）Baker 寄生而形成。

生境分布　生长于向阳的山坡。除东北、西北外，大部分地区均有，主要分布于四川。

采收加工　秋季采摘，置沸水中略煮或蒸至表面呈灰色，杀死蚜虫，取出，干燥。按外形不同，分为"肚倍"和"角倍"。

性味归经　酸、涩、寒。归肺、大肠、肾经。

功效主治　敛肺降火，涩肠止泻，敛汗，止血，收湿敛疮。主治肺虚久咳，肺热咳嗽，久泻久痢，自汗盗汗，消渴，便血痔血，脱肛，遗精，白浊，外伤出血，痈肿疮毒，皮肤湿烂。

用法用量　内服：3～6克，水煎服。外用：适量。

使用注意　湿热泻痢者忌用。

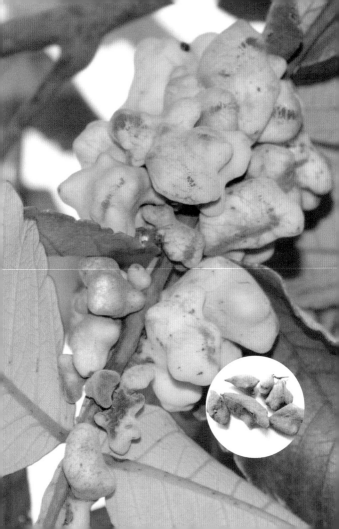

五加皮

别　名　五谷皮、南五加皮、红五加皮。

来　源　本品为五加科植物细柱五加 *Acanthopanax gracilistylus* W. W. Smith的干燥根皮。

生境分布　生长于路边、林缘或灌木丛中。主产于湖北、河南、辽宁、安徽等地。

采收加工　夏、秋二季采挖根部，洗净，剥取根皮，晒干。

性味归经　辛、苦，温。归肝、肾经。

功效主治　祛风除湿，补益肝肾，强筋壮骨，利水消肿。主治风湿痹病，筋骨痿软，小儿行迟，体虚乏力，水肿，脚气。

用法用量　内服：5～10克，水煎服。

使用注意　阴虚火旺者慎用。

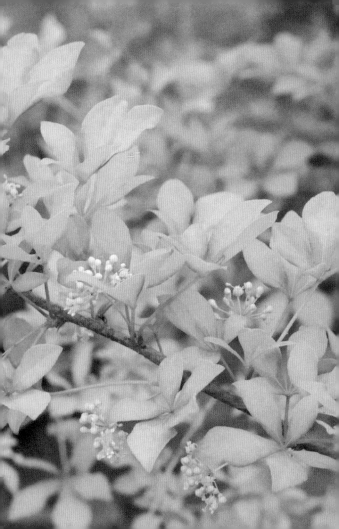

五味子

别　　名　玄及、会及、五味、北五味子。

来　　源　本品为木兰科植物五味子*Schisandra chinensis*（Turcz.）Baill.的干燥成熟果实。

生境分布　生长于半阴阴湿的山沟、灌木丛中。分布于东北、内蒙古、河北、山西等地。

采收加工　秋季果实成熟时采摘，晒干或蒸后晒干，除去果梗和杂质。

性味归经　酸、甘，温。归肺、心、肾经。

功效主治　收敛固涩，益气生津，补肾宁心。主治久咳虚喘，久泻不止，梦遗滑精，遗尿尿频，自汗盗汗，津伤口渴，内热消渴，心悸失眠。

用法用量　内服：2～6克，水煎服。

使用注意　本品酸涩收敛，凡新病、实邪者不宜用。

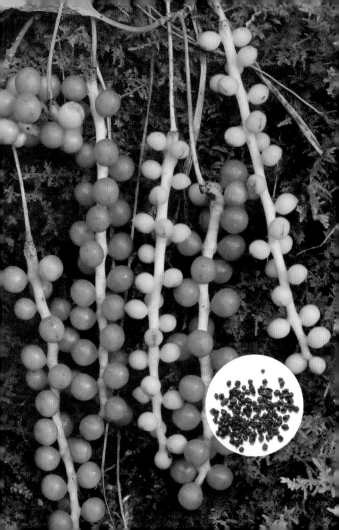

西红花

别　　名　番红花、藏红花。

来　　源　本品为鸢尾科植物番红花*Crocus sativus* L.的干燥柱头。

生境分布　主要分布在欧洲、地中海及中亚等地。我国北京、上海、浙江、江苏等地有引种栽培。

采收加工　10～11月下旬，晴天早晨日出时采花，再摘取柱头，随即晒干，或在55～60 ℃下烘干。

性味归经　甘，平。归心、肝经。

功效主治　活血化瘀，凉血解毒，解郁安神。主治经闭症瘕，产后瘀阻，温毒发斑，忧郁痞闷，惊悸发狂。

用法用量　内服：1～3克，煎服或沸水泡服。

使用注意　孕妇慎用。

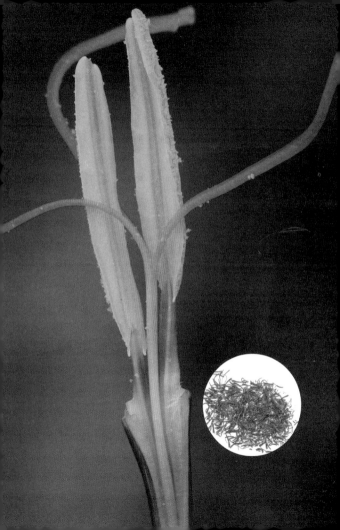

西青果

别　名　藏青果、西藏青果。

来　源　本品为使君子科植物诃子*Terminalia chebula* Retz.的干燥幼果。

生境分布　生长于海拔800～1540米的疏林中或阳坡林缘。分布于广东、海南、广西、云南等地。

采收加工　9～10月采收未成熟的幼果，经水烫后晒干。

性味归经　苦、酸、涩，平。归肺、大肠经。

功效主治　清热生津，解毒。主治阴虚白喉。

用法用量　内服：1.5～3克，水煎或含服。

使用注意　风火喉痛及中寒者忌用。

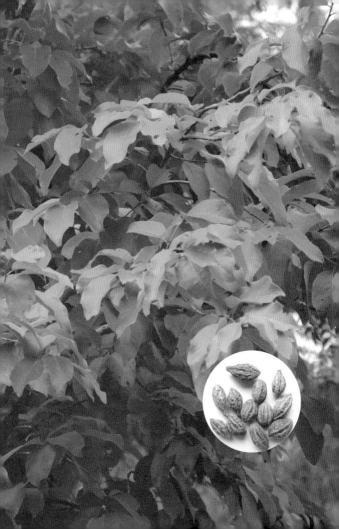

西洋参

XI YANG SHEN

别　名　洋参、花旗参、美国人参。

来　源　本品为五加科植物西洋参*Panax quinquefolium* L. 的干燥根。

生境分布　均系栽培品，生长于土质疏松、土层较厚、肥沃、富含腐殖质的森林沙质壤土上。分布于美国、加拿大及法国，我国也有栽培。

采收加工　秋季采挖，洗净，晒干或低温干燥。

性味归经　甘、微苦，凉。归心、肺、肾经。

功效主治　补气养阴，清热生津。主治气虚阴亏，虚热烦倦，咳喘痰血，内热消渴，口燥咽干。

用法用量　内服：3～6克，另煎兑服。

使用注意　中阳虚衰、寒湿中阻及气郁化火等一切实证、火郁之证均应忌服。反藜芦，忌铁器及火炒炮制本品。

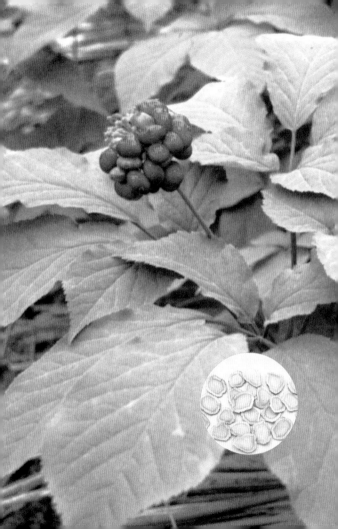

豨莶草

别　名　豨莶、狗膏、珠草、猪膏草、粘为扎、棉苍狼、粘金强子。

来　源　本品为菊科植物腺梗豨莶 *Siegesbeckia pubescens* Makino、豨莶 *Siegesbeckia orientalis* L.、或毛梗豨莶 *Siegesbeckia glabrescens* Makino 的干燥地上部分。

生境分布　生长于林缘、林下、荒野、路边。分布于湖南、福建、湖北、江苏等地。

采收加工　夏、秋二季花开前及花期均可采割，除去杂质，晒干。

性味归经　苦、辛，寒。归肝、肾经。

功效主治　祛风湿，利关节，解毒。主治风湿痹痛，筋骨无力，腰膝酸软，四肢麻痹，半身不遂，风疹湿疮。

用法用量　内服：9～12克，水煎服。

使用注意　阴血不足者忌服。

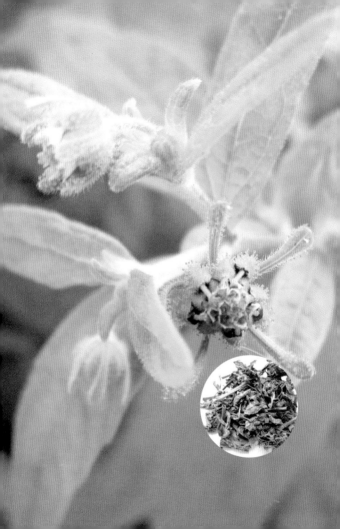

细辛

别　　名　小辛、细草、少辛、独叶草、金盆草、山人参。

来　　源　本品为马兜铃科植物北细辛 *Asarum heterotropoides* Fr. Schmidt var. *mandshuricum*（Maxim.）Kitag.、汉城细辛 *Asarum sieboldii* Miq. var. *seoulense* Nakai 或华细辛 *Asarum sieboldii* Miq.的干燥根和根茎。前两种习称"辽细辛"。

生境分布　生长于林下腐殖层深厚稍阴湿处，常见于针阔叶混交林及阔叶林下、密集的灌木丛中、山沟底稍湿润处、林缘或山坡疏林下的湿地。前两种分布于辽宁、吉林、黑龙江等地，习称辽细辛；后一种分布于陕西等地。

采收加工　夏季果熟期或初秋采挖，除净地上部分和泥沙，阴干。

性味归经　辛，温。归心、肺、肾经。

功效主治　解表散寒，祛风止痛，通窍，温肺化饮。主治风寒感冒，头痛，牙痛，鼻塞流涕，鼻鼽，鼻渊，风湿痹痛，痰饮喘咳。

用法用量　内服：1～3克，水煎服。散剂每次服0.5～1克。外用：适量。

使用注意　不宜与藜芦同用。

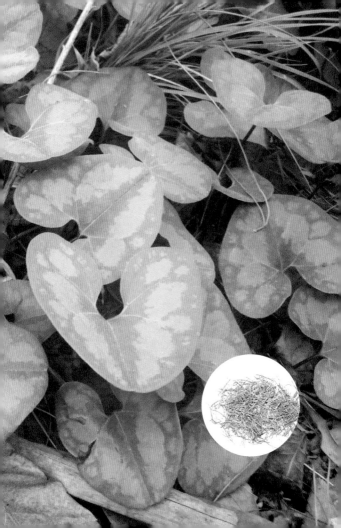

夏枯草

别　　名　铁色草、春夏草、棒槌草、羊肠菜、夏枯头、白花草。

来　　源　本品为唇形科植物夏枯草 *Prunella vulgaris* L.的干燥果穗。

生境分布　均为野生，多生长于路旁、草地、林边。分布于浙江、江苏、安徽、河南等地。

采收加工　夏季果穗呈棕红色时采收，除去杂质，晒干。

性味归经　辛、苦，寒。归肝、胆经。

功效主治　清肝泻火，明目，散结消肿。主治目赤肿痛，目珠夜痛，头痛眩晕，瘰疬，瘿瘤，乳痈，乳癖，乳房胀痛。

用法用量　内服：9～15克，水煎服。

使用注意　脾胃虚弱者慎用。

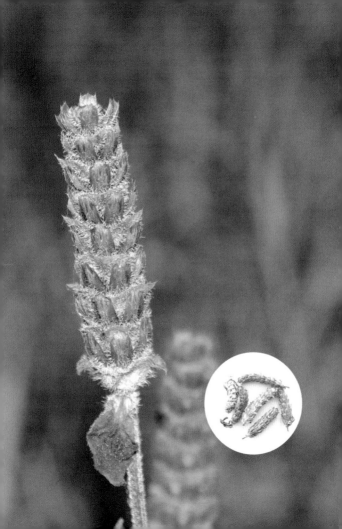

夏天无

别　　名　野延胡、落水珠、一粒金丹、洞里神仙、飞来牡丹、伏地延胡索。

来　　源　本品为罂粟科植物伏生紫堇*Corydalis decumbens*（Thunb.）Pers.的干燥块茎。

生境分布　生长于土层疏松肥沃、富含腐殖质、排水良好的壤土中。分布于湖南、福建、台湾、浙江、江苏、安徽、江西等地。

采收加工　春季或初夏出苗后采挖，除去茎、叶及须根，洗净，干燥。

性味归经　苦、微辛，温。归肝经。

功效主治　活血止痛，舒筋活络，祛风除湿。主治中风偏瘫，头痛，跌仆损伤，风湿痹痛，腰腿疼痛。

用法用量　内服：6～12克，研末分3次服。

使用注意　孕妇忌用，儿童慎用。

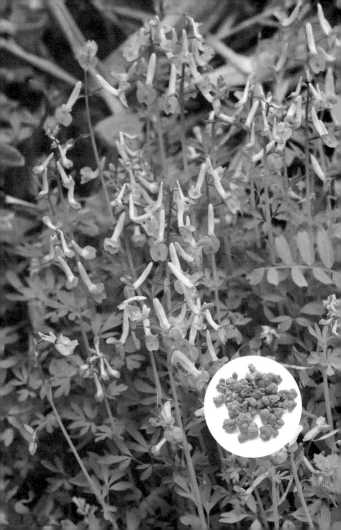

仙鹤草

别　　名　狼牙草、龙牙草、脱力草。

来　源　本品为蔷薇科植物龙芽草*Agrimonia pilosa* Ledeb.的干燥地上部分。

生境分布　生长于路旁、山坡或水边，也有人工栽培。我国大部分地区均有。

采收加工　夏、秋二季茎叶茂盛时采割，除去杂质，干燥。

性味归经　苦、涩，平。归心、肝经。

功效主治　收敛止血，截疟，止痢，解毒，补虚。主治咯血，吐血，崩漏下血，疟疾，血痢，痈肿疮毒，阴痒带下，脱力劳伤。

用法用量　内服：6～12克，水煎服。外用：适量。

使用注意　非出血不止者禁用。

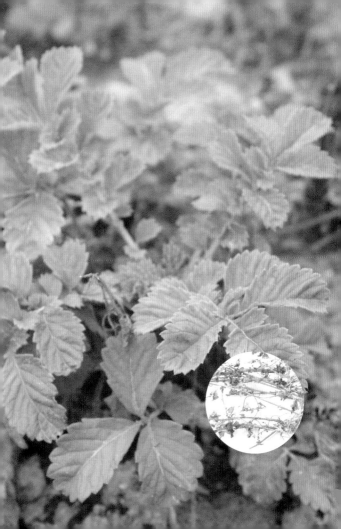

仙茅

别　名　天棕、山棕、茅爪子、蟠龙草、风苔草、冷饭草、婆罗门参、独脚仙茅。

来　源　本品为石蒜科植物仙茅 *Curculigo orchioides* Gaertn. 的干燥根茎。

生境分布　生长于平原荒草地向阳处或混生在山坡茅草及芒萁谷丛中。主要分布于四川、云南、贵州；广东、广西、湖南、湖北也有分布。

采收加工　秋、冬二季采挖，除去根头和须根，洗净，干燥。

性味归经　辛，热；有毒。归肾、肝、脾经。

功效主治　补肾阳，强筋骨，祛寒湿。主治阳痿精冷，筋骨痿软，腰膝冷痛，阳虚冷泻。

用法用量　内服：3～10克，水煎服。

使用注意　本品有毒，不宜久服。燥热性强、阴虚火旺者忌服。

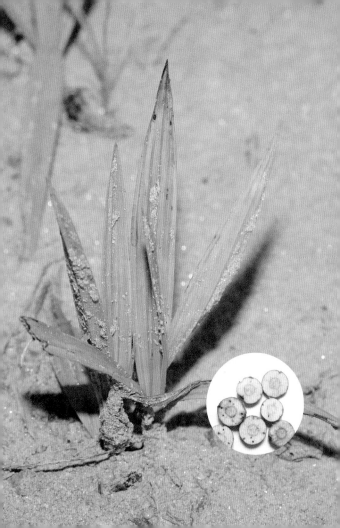

香附

别　名　香头草、回头青、雀头香、莎草根、香附子、雷公头、香附米。

来　源　本品为莎草科植物莎草*Cyperus rotundus* L.的干燥根茎。

生境分布　生长于路边、荒地、沟边或田间向阳处。分布于广东、河南、四川、浙江、山东等地。

采收加工　秋季采挖，燎去毛须，置沸水中略煮或蒸透后晒干，或燎后直接晒干。

性味归经　辛、微苦、微甘，平。归肝、脾、三焦经。

功效主治　疏肝解郁，理气宽中，调经止痛。主治肝郁气滞，胸肋胀痛，疝气疼痛，乳房胀痛，脾胃气滞，脘腹痞闷，胀满疼痛，月经不调，经闭痛经。

用法用量　内服：6～10克，水煎服。

使用注意　血虚气弱者不宜单用，阴虚血热者慎服。

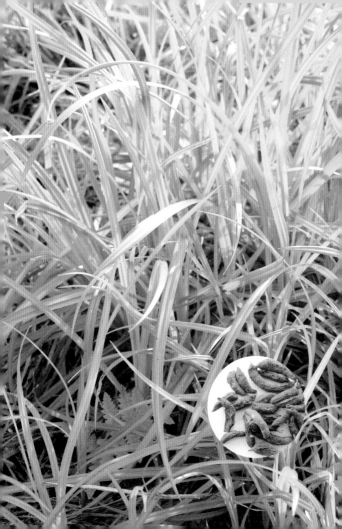

香加皮

别　　名　臭槐、羊奶条、羊角槐、羊交叶、狭叶萝。

来　　源　本品为萝藦科植物杠柳*Periploca sepium* Bge.的干燥根皮。

生境分布　生长于河边、山野、沙质地。分布于吉林、辽宁、内蒙古、河北、山西、陕西、四川等地。

采收加工　春、秋二季采挖，剥取根皮，晒干。

性味归经　辛、苦，温；有毒。归肝、肾、心经。

功效主治　利水消肿，祛风湿，强筋骨。主治下肢浮肿，心悸气短，风寒湿痹，腰膝酸软。

用法用量　内服：3～6克，水煎服。

使用注意　不宜过量服用。

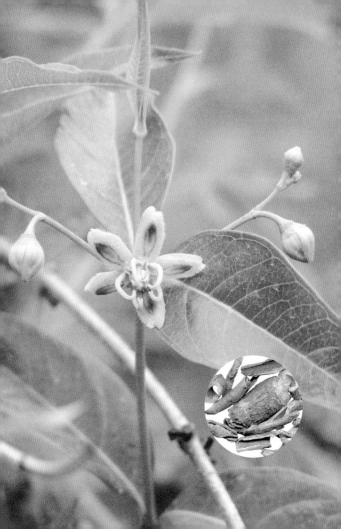

小蓟

别　名　刺菜、野红花、小刺盖、青刺蓟、千针草、刺蓟菜、刺儿菜。

来　源　本品为菊科植物刺儿菜 *Cirsium setosum*（Willd.）MB. 的干燥地上部分。

生境分布　生长于山坡、河旁或荒地、田间。全国大部分地区均产。

采收加工　夏、秋二季花开时采割，除去杂质，晒干。

性味归经　甘、苦，凉。归心、肝经。

功效主治　凉血止血，散瘀解毒消痈。主治衄血，吐血，尿血，血淋，便血，外伤出血，痈肿疮毒。

用法用量　内服：5～12克，水煎服。

使用注意　脾胃虚寒而无瘀滞者忌服。

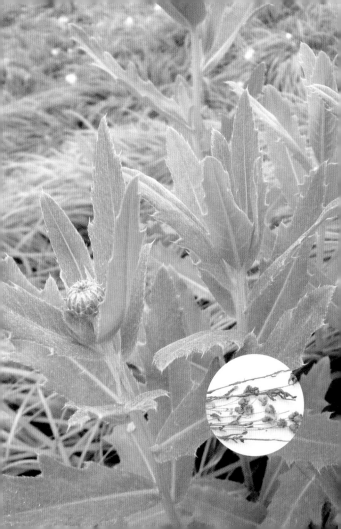

薤白

别　名　薤根、藠子、野蒜、小独蒜、薤白头。

来　源　本品为百合科植物小根蒜*Allium macrostemon* Bge.或薤*Allium chinensis* G. Don的干燥鳞茎。

生境分布　小根蒜生长于耕地杂草中及山地较干燥处。薤生长于山地阴湿处。全国各地均有分布。主要分布于江苏、浙江等地。

采收加工　夏、秋二季采挖，洗净，除去须根，蒸透或置沸水中烫透，晒干。

性味归经　辛、苦，温。归心、肺、胃、大肠经。

功效主治　通阳散结，行气导滞。主治胸痹心痛，脘腹痞满胀痛，泻痢后重。

用法用量　内服：5～10克，水煎服。

使用注意　气虚者慎服。

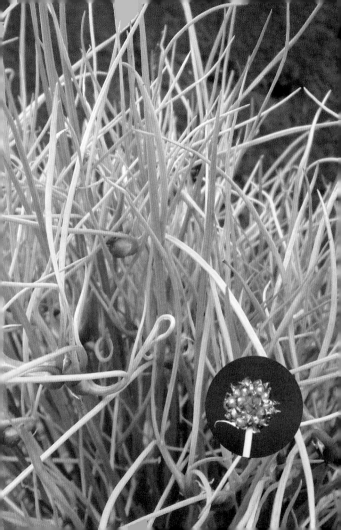

辛夷

别　　名　木栏、桂栏、杜兰、木兰、紫玉兰、毛辛夷、辛夷桃。

来　　源　本品为木兰科植物望春花*Magnolia biondii* Pamp.、武当玉兰*Magnolia sprengeri* Pamp.或玉兰*Magnolia denudata* Desr.的干燥花蕾。

生境分布　生长于海拔300～1600米的地区，一般生长在山坡林缘。分布于河南、四川、安徽、浙江、陕西、湖北等地。

采收加工　冬末春初花未开放时采收，除去枝梗，阴干。

性味归经　辛，温。归肺、胃经。

功效主治　散风寒，通鼻窍。主治风寒头痛，鼻塞流涕，鼻衄，鼻渊。

用法用量　内服：3～10克，水煎服。外用：适量。

使用注意　阴虚火旺者忌服。

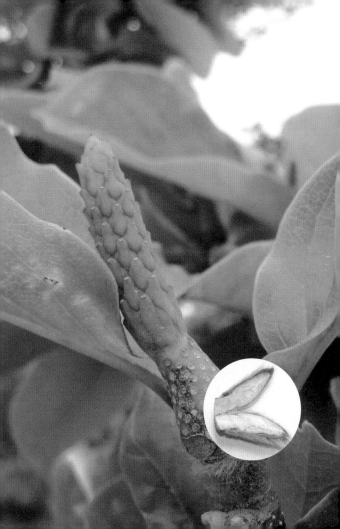

徐长卿

别　名　寮刁竹、逍遥竹、遥竹逍、对节莲、铜锣草、一枝香、英雄草、竹叶细辛。

来　源　本品为萝藦科植物徐长卿 *Cynanchum paniculatum*（Bge.）Kitag. 的干燥根及根茎。

生境分布　野生于山坡或路旁。全国大部分地区均产，以江苏、安徽、河北、湖南等地较多。

采收加工　秋季采挖，除去杂质，阴干。

性味归经　辛，温。归肝、胃经。

功效主治　祛风化湿，止痛止痒。主治风湿痹痛，胃痛胀满，牙痛，腰痛，跌仆伤痛，风疹、湿疹。

用法用量　内服：3～12克，水煎服，后下。

使用注意　本品气味芳香，入汤剂不宜久煎。

552 ｜ 553　　新版国家药典药物速认速查小红书

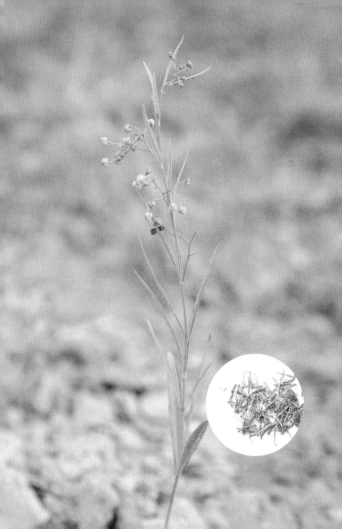

续断

别　　名　　川断、接骨、南草、山萝卜。

来　　源　　本品为川续断科植物川续断*Dipsacus asper* Wall. ex Henry的干燥根。

生境分布　　生长于土壤肥沃、潮湿的山坡、草地，野生、栽培均有。主要分布于湖北长阳、宜都、鹤峰、巴东，尤以鹤峰产者最优。四川涪陵，湖南石门、慈利，广西金县、灌阳，广东，云南，贵州等地也产。

采收加工　　秋季采挖，除去根头和须根，用微火烘至半干，堆置"发汗"至内部变绿色时，再烘干。

性味归经　　苦、辛，微温。归肝、肾经。

功效主治　　补肝肾，强筋骨，续折伤，止崩漏。主治肝肾不足，腰膝酸软，风湿痹痛，跌仆损伤，筋伤骨折，崩漏，胎漏；酒续断多用于风湿痹痛，跌仆损伤，筋伤骨折；盐续断多用于腰膝酸软。

用法用量　　内服：9～15克，水煎服。

使用注意　　恶雷丸，初痢勿用，怒气郁者禁用。

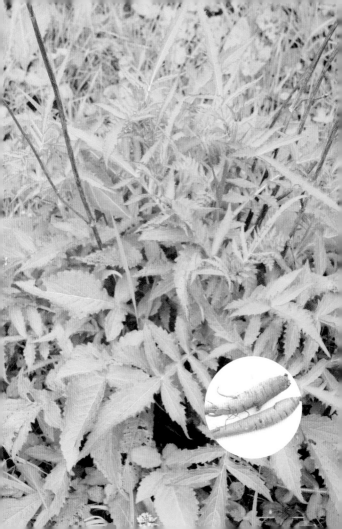

XUAN SHEN

别　名　元参、黑参、鹿肠、玄台、逐马、浙玄参、乌元参、野芝麻。

来　源　本品为玄参科植物玄参*Scrophularia ningpoensis* Hemsl.的干燥根。

生境分布　生长于溪边、山坡林下及草丛中。分布于我国长江流域及陕西、福建等地，野生、栽培均有。

采收加工　冬季茎叶枯萎时采挖，除去根茎、幼芽、须根及泥沙，晒或烘至半干。堆放3～6日，反复数次至干燥。

性味归经　甘、苦、咸，微寒。归肺、胃、肾经。

功效主治　清热凉血，滋阴降火，解毒散结。主治温邪入营，热入营血，温毒发斑，热病伤阴，舌绛烦渴，津伤便秘，骨蒸劳嗽，目赤，咽痛，白喉，瘰疬，痈肿疮毒。

用法用量　内服：9～15克，水煎服。

使用注意　不宜与藜芦同用。

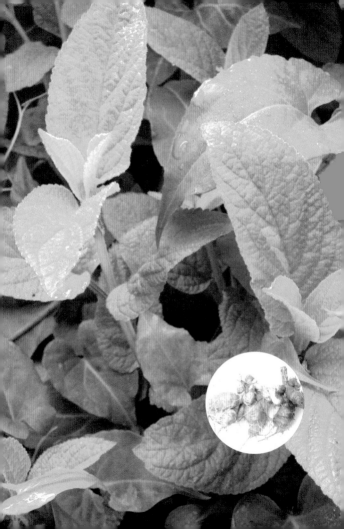

旋覆花

别　名　金钱花、金沸花、满天星、全福花、金盏花、猫耳朵花。

来　源　本品为菊科植物旋覆花 *Inula japonica* Thunb. 或欧亚旋覆花 *Inula britannica* L. 的干燥头状花序。

生境分布　生长于海拔150～2400米的山坡路旁、湿润草地、河岸和田埂上。广布于东北、华北、华东、华中及广西等地。

采收加工　夏、秋二季花开放时采收，除去杂质，阴干或晒干。

性味归经　苦、辛、咸，微温。归肺、脾、胃、大肠经。

功效主治　降气消痰，行水止呕。主治风寒咳嗽，痰饮蓄结，胸膈痞闷，喘咳痰多，呕吐噫气，心下痞硬。

用法用量　内服：3～9克，水煎服。

使用注意　阴虚燥咳、大便泄泻者不宜用。

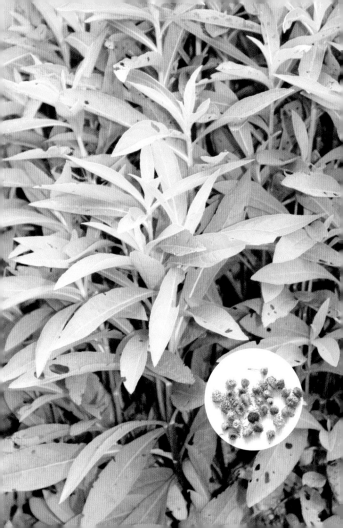

鸦胆子

别　名　老鸦胆、鸭蛋子、雅旦子。

来　源　本品为苦木科植物鸦胆子*Brucea javanica*（L.）Merr.的干燥成熟果实。

生境分布　生长于灌木丛、草地及路旁向阳处。分布于福建、广西、云南、台湾、广东等地。

采收加工　秋季果实成熟时采收，除去杂质，晒干。

性味归经　苦，寒；有小毒。归大肠、肝经。

功效主治　清热解毒，截疟，止痢；外用腐蚀赘疣。主治痢疾，疟疾；外治赘疣，鸡眼。

用法用量　内服：0.5～2克，用龙眼肉包裹或装入胶囊吞服。外用：适量。

使用注意　对胃肠及肝肾均有损害，不宜多用久服。

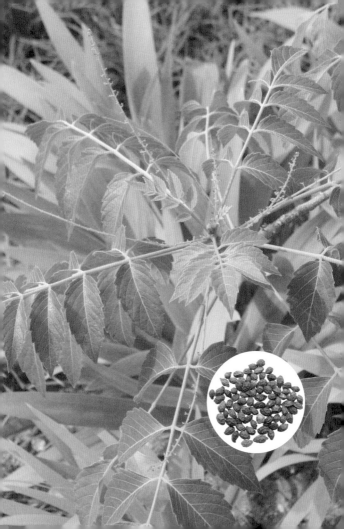

鸭跖草

别　名　鸡舌草、竹叶草、鸭脚草、竹节草。

来　源　本品为鸭跖草科植物鸭跖草*Commelina communis* L.的干燥地上部分。

生境分布　生长于田野间。全国各地均有分布。

采收加工　夏、秋二季采收，晒干。

性味归经　甘、淡，寒。归肺、胃、小肠经。

功效主治　清热泻火，解毒，利水消肿。主治感冒发热，热病烦渴，咽喉肿痛，水肿尿少，热淋涩痛，痈肿疔毒。

用法用量　内服：15～30克，水煎服。外用：适量。

使用注意　脾胃虚弱者用量宜少。

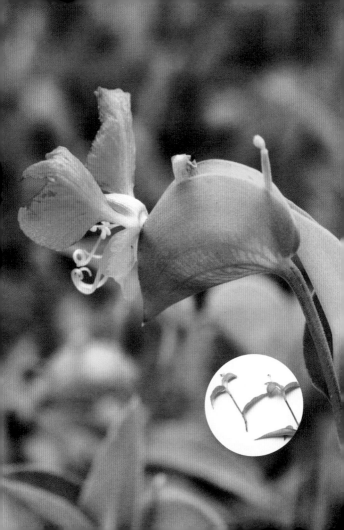

延胡索

别　名　元胡、延胡、玄胡索、元胡索。

来　源　本品为罂粟科植物延胡索 *Corydalis yanhusuo* W. T. Wang 的干燥块茎。

生境分布　生长于稀疏林、山地、树林边缘的草丛中。分布于浙江、江苏、湖北、湖南、安徽、江西等地，有栽培。本品为浙江特产，尤以金华地区的产品最佳。

采收加工　夏初茎叶枯萎时采挖，除去须根，洗净，置沸水中煮至无白心时，取出，晒干。

性味归经　辛、苦，温。归肝、脾经。

功效主治　活血，行气，止痛。主治胸胁、脘腹疼痛，胸痹心痛，经闭痛经，产后瘀阻，跌仆肿痛。

用法用量　内服：3～10克，水煎服；研末吞服，每次1.5～3克。

使用注意　孕妇慎服。

564 | 565　新版国家药典药物速认速查小红书

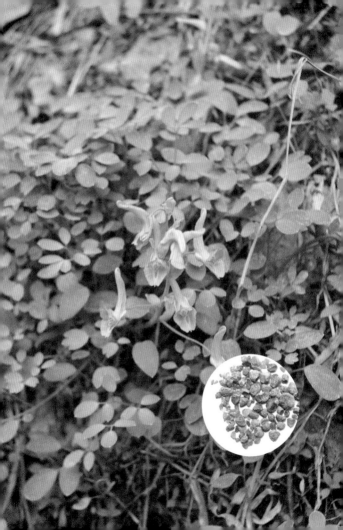

洋金花

别　　名 闹洋花、凤茄花、风茄花、曼陀罗花。

来　　源 本品为茄科植物白曼陀罗 *Datura metel* L.的干燥花。

生境分布 生长于山坡草地或住宅附近。多为栽培，也有野生。分布于江苏、浙江、福建、广东等地。

采收加工 4～11月花初开时采收，晒干或低温干燥。

性味归经 辛，温；有毒。归肺、肝经。

功效主治 平喘止咳，解痉定痛。主治哮喘咳嗽，脘腹冷痛，风湿痹痛，小儿慢惊；外科麻醉。

用法用量 内服：0.3～0.6克，宜入丸、散；亦可做卷烟分次燃吸（每日量不超过1.5克）。外用：适量。

使用注意 孕妇，外感及痰热咳喘、青光眼、高血压及心动过速患者禁用。

566 ｜ 567　　新版国家药典药物速认速查小红书

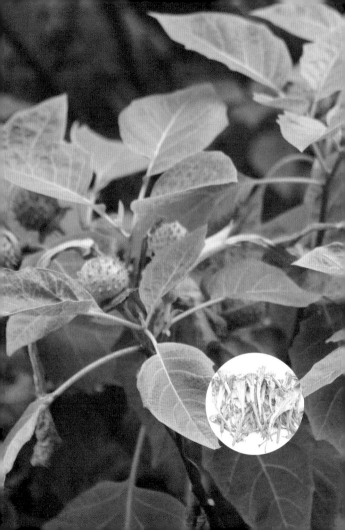

野菊花

别　名　苦薏、黄菊花、山菊花、甘菊花、路边菊、千层菊。

来　源　本品为菊科植物野菊 *Chrysanthemum indicum* L.的干燥头状花序。

生境分布　生长于山坡、路旁、原野。全国各地均有分布。

采收加工　秋、冬二季花初开放时采摘，晒干，或蒸后晒干。

性味归经　苦、辛，微寒。归肝、心经。

功效主治　清热解毒，泻火平肝。主治疔疮痈肿，目赤肿痛，头痛眩晕。

用法用量　内服：9～15克，水煎服。外用：适量，煎汤外洗或制膏外涂。

使用注意　脾胃虚寒者及孕妇慎用。

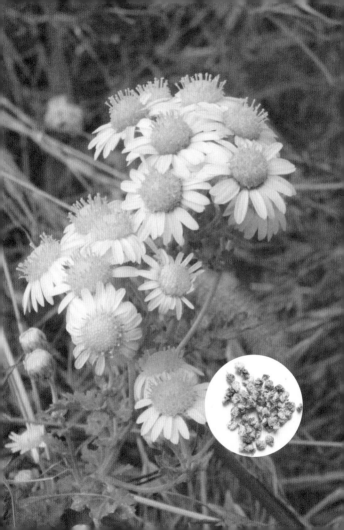

一枝黄花

YI ZHI HUANG HUA

别　　名　黄花草、蛇头王、黏糊菜、破布叶、一枝箭、小柴胡、金边菊。

来　　源　本品为菊科植物一枝黄花 *Solidago decurrens* Lour.的干燥全草。

生境分布　生长于阔叶林缘、林下、灌木丛中、山坡草地上及路边。全国大部分地区均产。

采收加工　秋季花果期采挖，除去泥沙，晒干。

性味归经　辛、苦，凉。归肺、肝经。

功效主治　清热解毒，疏散风热。主治风热感冒，咽喉肿痛，喉痹，乳蛾，疮疖肿毒。

用法用量　内服：9～15克，水煎服。外用：适量，鲜品捣烂敷患处，或水煎浓汁外搽。

使用注意　孕妇忌服。

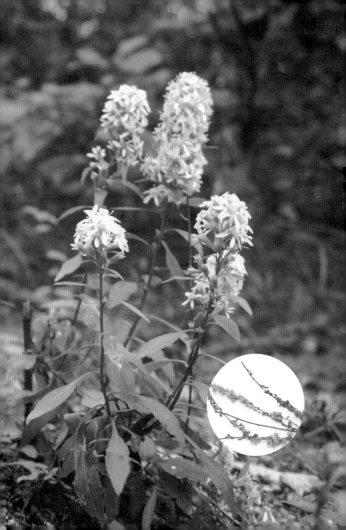

伊贝母

别　名　生贝、西贝母。

来　源　本品为百合科植物新疆贝母*Fritillaria walujewii* Regel 或伊犁贝母*Fritillaria pallidiflora* Schrenk的干燥鳞茎。

生境分布　生长于海拔1300～1780米的林下或阳坡草地。药材主产于新疆。

采收加工　5～7月采挖，除去泥沙，晒干，再去须根及外皮。

性味归经　苦、甘，微寒。归肺、心经。

功效主治　清热润肺，化痰止咳。主治肺热燥咳，干咳少痰，阴虚劳嗽，咳痰带血。

用法用量　内服：3～9克，水煎服。

使用注意　不宜与川乌、制川乌、草乌、制草乌、附子同用。

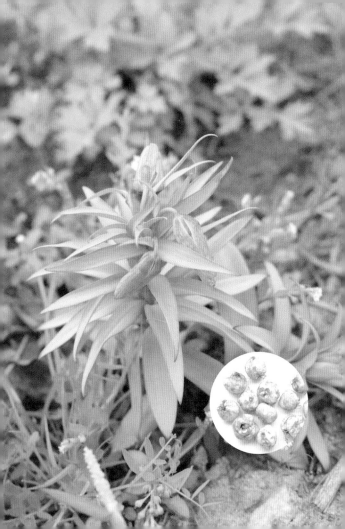

益母草

别　　名　坤草、益母蒿、益母艾、红花艾。

来　　源　本品为唇形科植物益母草 *Leonurus japonicus* Houtt.的新鲜或干燥地上部分。

生境分布　生长于山野荒地、田埂、草地等。我国大部分地区均有分布。

采收加工　鲜品春季幼苗期至初夏花前期采割；干品夏季茎叶茂盛、花未开或初开时采割，晒干，或切段晒干。

性味归经　苦、辛，微寒。归肝、心包、膀胱经。

功效主治　活血调经，利尿消肿，清热解毒。主治月经不调，痛经经闭，恶露不尽，水肿尿少，疮疡肿毒。

用法用量　干品9～30克；鲜品12～40克，水煎服。

使用注意　孕妇慎用。

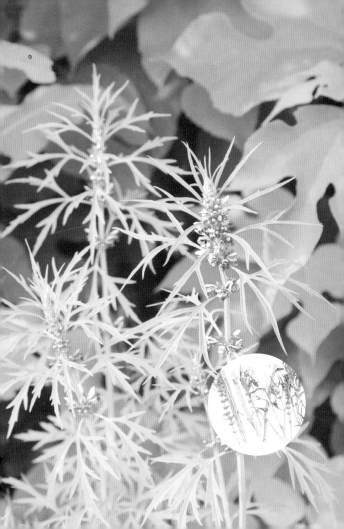

益智

YI ZHI

别　　名　益智仁、益智子。

来　　源　本品为姜科植物益智 *Alpinia oxyphylla* Miq. 的干燥成熟果实。

生境分布　生长于林下阴湿处或栽培。分布于广东、雷州半岛、海南岛山区、广西、云南、福建等地。

采收加工　夏、秋二季果实由绿转红时采收，晒干或低温干燥。

性味归经　辛，温。归肾、脾经。

功效主治　暖肾固精缩尿，温脾止泻摄唾。主治肾虚遗尿，小便频数，遗精白浊，脾寒泄泻，腹中冷痛，口多唾涎。

用法用量　内服：3～10克，水煎服。

使用注意　阴虚火旺者忌服。因热而致遗尿、尿频、崩漏者忌用。

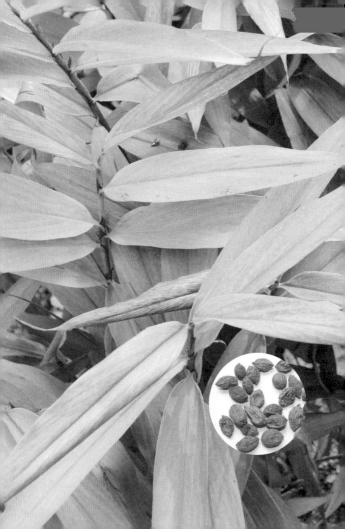

薏苡仁

别　名　解蠡、起英、赣米、感米、薏珠子、回回米、草珠儿。

来　源　本品为禾本科植物薏苡 *Coix lacryma-jobi* L. var. *mayuen*（Roman.）Stapf 的干燥成熟种仁。

生境分布　生长于河边、溪潭边或阴湿山谷中。我国各地均有栽培；长江以南各地有野生。

采收加工　秋季果实成熟时割取全株，晒干，打下果实，除去外壳、黄褐色外皮和杂质，收集种仁。

性味归经　甘、淡、凉。归脾、胃、肺经。

功效主治　利水渗湿，健脾止泻，除痹排脓，解毒散结。主治水肿，脚气，小便不利，脾虚泄泻，湿痹拘挛，肺痈，肠痈，赘疣，扁平疣。

用法用量　内服：9～30克，水煎服。

使用注意　孕妇慎用。

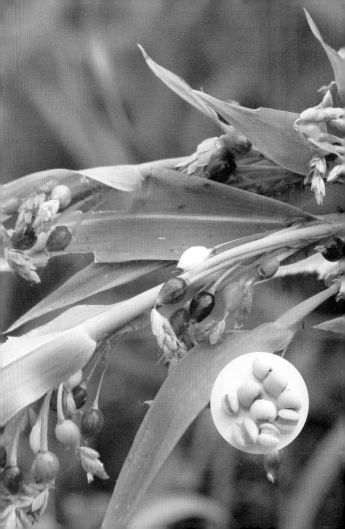

茵陈

别　名　因尘、马先、茵陈、因陈蒿、绵茵陈、花茵陈。

性味归经　苦、辛，微寒。归脾、胃、肝、胆经。

来　源　本品为菊科植物滨蒿*Artemisia scoparia* Waldst. et Kit.或茵陈蒿*Artemisia capillaris* Thunb.的干燥地上部分。

生境分布　生长于路边或山坡。分布于陕西、山西、安徽等地。

采收加工　春季幼苗高6～10厘米时采收或秋季花蕾长成至花初开时采割，除去杂质及老茎，晒干。春季采收的习称"绵茵陈"，秋季采割的习称"花茵陈"。

功效主治　清利湿热，利胆退黄。主治黄疸尿少，湿温暑湿，湿疮瘙痒。

用法用量　内服：6～15克，水煎服。外用：适量，煎汤熏洗。

使用注意　蓄血发黄及血虚萎黄者慎用。

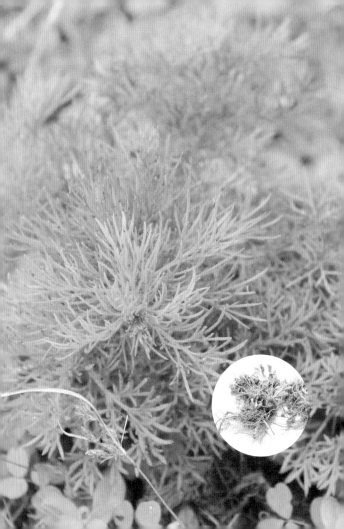

淫羊藿

别　　名　羊藿、仙灵脾、黄连祖、牛角花、羊藿叶、羊角风。

来　　源　本品为小檗科植物淫羊藿*Epimedium brevicornu* Maxim.、柔毛淫羊藿*Epimedium pubescens* Maxim.、朝鲜淫羊藿*Epimedium koreanum* Nakai或箭叶淫羊藿*Epimedium sagittatum*（Sieb. et Zucc.）Maxim.的干燥叶。

生境分布　生长于山坡阴湿处、山谷林下或沟岸。分布于陕西、四川、湖北、山西、广西等地。

采收加工　夏、秋二季茎叶茂盛时采收，晒干或阴干。

性味归经　辛、甘，温。归肝、肾经。

功效主治　补肾阳，强筋骨，祛风湿。主治肾阳虚衰，阳痿遗精，筋骨痿软，风湿痹痛，麻木拘挛。

用法用量　内服：6～10克，水煎服。

使用注意　阴虚火旺者不宜服。

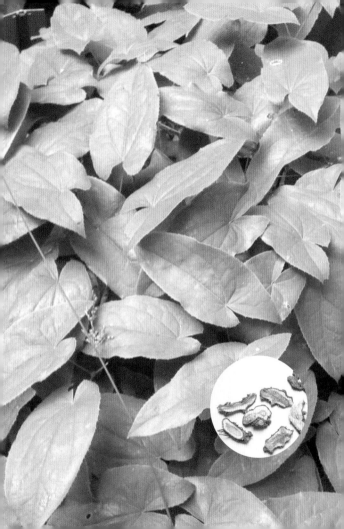

罂粟壳

别　名　粟壳、米壳、御米壳、米囊皮、米罂皮、烟斗斗。

来　源　本品为罂粟科植物罂粟*Papaver somniferum* L.的干燥成熟果壳。

生境分布　原产于国外，我国部分地区的药物种植场有少量栽培，药用。

采收加工　秋季将成熟果实或已割取浆汁后的成熟果实摘下，破开，除去种子和枝梗，干燥。

性味归经　酸、涩，平；有毒。归肺、肾、大肠经。

功效主治　敛肺，涩肠，止痛。主治久咳，久泻，脱肛，脘腹疼痛。

用法用量　内服：3～6克，水煎服。

使用注意　本品易成瘾，不宜常服；孕妇及儿童禁用；运动员慎用。

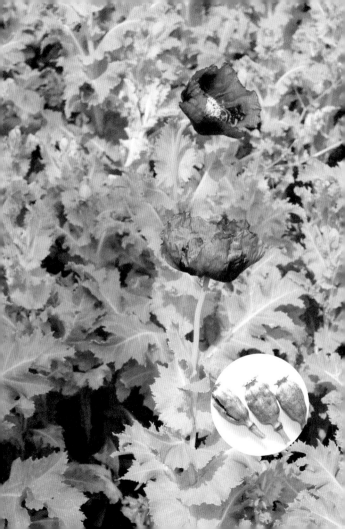

鱼腥草

别　名　臭菜、折耳根、侧耳根、臭根草、臭灵丹、朱鼻拱。

来　源　本品为三白草科植物蕺菜 *Houttuynia cordata* Thunb.的新鲜全草或干燥地上部分。

生境分布　生长于沟边、溪边及潮湿的疏林下。主要分布于长江流域以南各地，其他地区也产。

采收加工　鲜品全年均可采割，除去杂质，晒干。

性味归经　辛，微寒。归肺经。

功效主治　清热解毒，消痈排脓，利尿通淋。主治肺痈吐脓，痰热喘咳，热痢，热淋，痈肿疮毒。

用法用量　内服：15～25克，不宜久煎；鲜品用量加倍，水煎或捣汁服。外用：适量，捣敷或煎汤熏洗患处。

使用注意　本品含挥发油，不宜久煎。

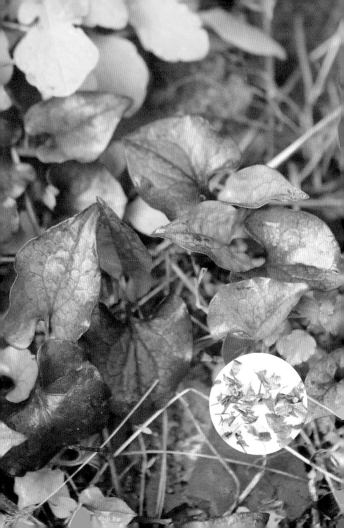

玉竹

别　名　玉术、委萎、女萎、葳蕤、节地、乌萎、黄芝、山玉竹。

来　源　本品为百合科植物玉竹*Polygonatum odoratum*（Mill.）Druce的干燥根茎。

生境分布　生长于山野林下或石隙间，喜阴湿处。分布于湖南、河南、江苏、浙江。河南产量最大，浙江新昌产的质最佳。

采收加工　秋季采挖，除去须根，洗净，晒至柔软后，反复揉搓、晾晒至无硬心，晒干；或蒸透后揉至半透明，晒干。

性味归经　甘，微寒。归肺、胃经。

功效主治　养阴润燥，生津止渴。主治肺胃阴伤，燥热咳嗽，咽干口渴，内热消渴。

用法用量　内服：6～12克，水煎服。

使用注意　脾虚及痰湿内盛者，不宜使用。

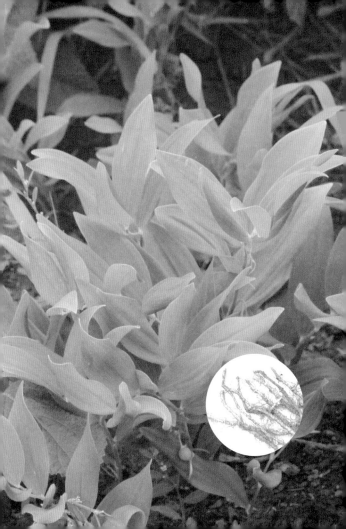

郁金

别　名　黄郁、黄姜、玉金、温郁金、广郁金、白丝郁金、黄丝郁金。

来　源　本品为姜科植物温郁金 *Curcuma wenyujin* Y. H. Chen et C. Ling、姜黄 *Curcuma longa* L.、广西莪术 *Curcuma kwangsiensis* S. G. Lee et C. F. Liang 或蓬莪术 *Curcuma phaeocaulis* Val.的干燥块根。前两者分别习称"温郁金"和"黄丝郁金"，其余按性状不同习称"桂郁金"或"绿丝郁金"。

生境分布　生长于林下或栽培。分布于浙江、四川、江苏、福建、广西、广东、云南等地。

采收加工　冬季茎叶枯萎后采挖，除去泥沙和细根，蒸或煮至透心，干燥。

性味归经　辛、苦、寒。归肝、胆、心、肺经。

功效主治　活血止痛，行气解郁，清心凉血，利胆退黄。主治胸胁刺痛，胸痹心痛，经闭痛经，乳房胀痛，热病神昏，癫痫发狂，血热吐衄，黄疸尿赤。

用法用量　内服：3～10克，水煎服。

使用注意　不宜与丁香、母丁香同用。

590 ┃ 591　新版国家药典药物速认速查小红书

郁李仁

别　　名　郁子、山梅子、小李仁、郁里仁、李仁肉。

来　　源　本品为蔷薇科植物郁李 *Prunus japonica* Thunb.、欧李 *Prunus humilis* Bge.或长柄扁桃 *Prunus pedunculata* Maxim.的干燥成熟种子。前二种习称"小李仁"，后一种习称"大李仁"。

生境分布　生长于荒山坡或沙丘边。分布于黑龙江、吉林、辽宁、内蒙古、河北、山东等地。

采收加工　夏、秋二季采收成熟果实，除去果肉和核壳，取出种子，干燥。

性味归经　辛、苦、甘，平。归脾、大肠、小肠经。

功效主治　润肠通便，下气利水。主治津枯肠燥，食积气滞，腹胀便秘，水肿，脚气，小便不利。

用法用量　内服：6～10克，水煎服。

使用注意　孕妇慎用。

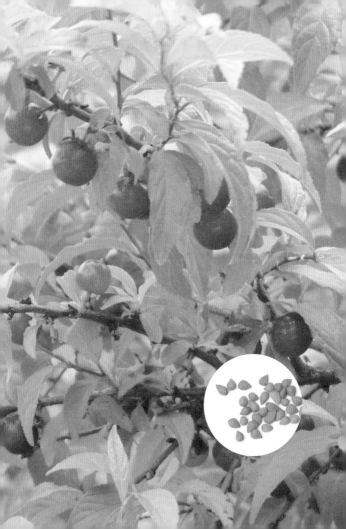

预知子

别　　名　八月炸、八月扎、野香蕉。

来　　源　本品为木通科植物木通*Akebia quinata*（Thunb.）Decne.、三叶木通*Akebia trifoliata*（Thunb.）Koidz.或白木通*Akebia trifoliata*（Thunb.）Koidz. var. *australis*（Diels）Rehd.的干燥近成熟果实。

生境分布　生长于山林灌木丛。分布于河南、浙江、陕西、山东、江苏、安徽、广东、湖北等地。

采收加工　夏、秋二季果实绿黄时采摘，晒干，或置于沸水中略烫后晒干。

性味归经　苦，寒。归肝、胆、胃、膀胱经。

功效主治　疏肝理气，活血止痛，散结，利尿。主治脘胁胀痛，痛经经闭，痰核痞块，小便不利。

用法用量　内服：3～9克，水煎服。

使用注意　凡脾虚作泄泻者禁服。

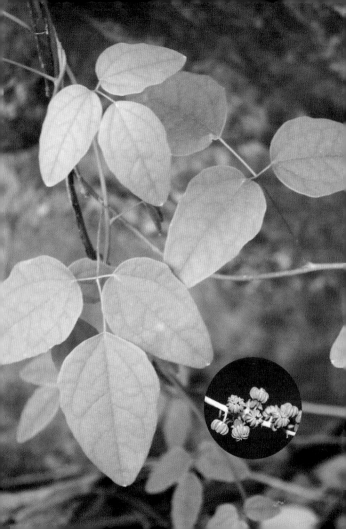

芫花

别　　名　芫花、南芫花、芫花条、药鱼草、头痛花、闷头花、老鼠花。

来　　源　本品为瑞香科植物芫花*Daphne genkwa* Sieb. et Zucc.的干燥花蕾。

生境分布　生长于路旁及山坡林间。分布于长江流域以南及山东、河南、陕西。

采收加工　春季花未开放时采收，除去杂质，干燥。

性味归经　苦、辛，温；有毒。归肺、脾、肾经。

功效主治　泄水逐饮；外用杀虫疗疮。主治水肿胀满，胸腹积水，痰饮积聚，气逆咳喘，二便不利；外治疥癣秃疮，痈肿，冻疮。

用法用量　内服：1.5～3克，水煎服。醋芫花研末吞服，每次0.6～0.9克，每日1次。外用：适量。

使用注意　孕妇禁用，不宜与甘草同用。

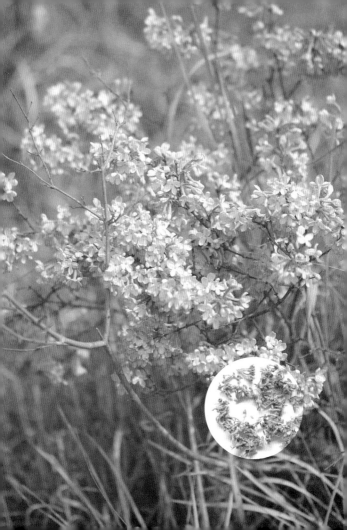

远志

别　名　棘菀、细草、小鸡腿、小鸡眼、小草根。

来　源　本品为远志科植物远志*Polygala tenuifolia* Willd. 或卵叶远志*Polygala sibirica* L.的干燥根。

生境分布　秦岭南北坡均产，生长于海拔400～1000米的山坡草地或路旁。分布于山西、陕西等地。

采收加工　春、秋二季采挖，除去须根和泥沙，晒干或抽取木心晒干。

性味归经　苦、辛，温。归心、肾、肺经。

功效主治　安神益智，交通心肾，祛痰，消肿。主治心肾不交引起的失眠多梦、健忘惊悸、神志恍惚，咳痰不爽，疮疡肿毒，乳房肿痛。

用法用量　内服：3～10克，水煎服。

使用注意　有胃炎及溃疡者慎用。

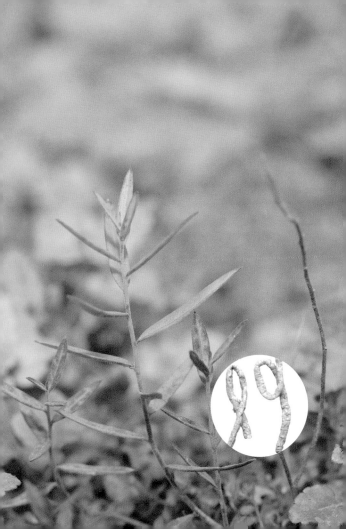

月季花

别　　名 月记、四季花、月贵花、斗雪红、月贵红、月月开、月月花。

来　　源 本品为蔷薇科植物月季*Rosa chinensis* Jacq.的干燥花。

生境分布 生长于山坡或路旁。全国各地大多有栽培。分布于江苏、山东、山西、湖北等地。

采收加工 全年均可采收，花微开时采摘，阴干或低温干燥。

性味归经 甘，温。归肝经。

功效主治 活血调经，疏肝解郁。主治气滞血瘀，月经不调，痛经，闭经，胸胁胀痛。

用法用量 内服：3～6克，水煎服。外用：适量，鲜花捣烂敷。

使用注意 多服久用，可能引起便溏腹泻，脾胃虚弱者及孕妇当慎用。

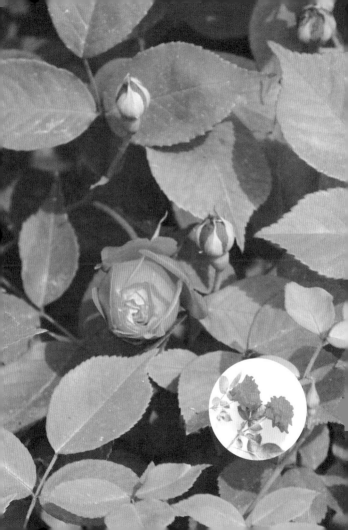

泽泻

别　名　水泻、芒芋、鹄泻、泽芝、及泻、天秃、禹孙、天鹅蛋。

来　源　本品为泽泻科植物泽泻*Alisma planta go-aquatica* Linn. 或东方泽泻 *Alisma orientale*（ Sam. ）J uzep.的干燥块茎。

生境分布　生长于沼泽边缘，幼苗喜荫蔽，成株喜阳光，怕寒冷，在海拔800米以下地区，一般都可栽培。分布于福建、四川、江西等地。

采收加工　冬季茎叶开始枯萎时采挖，洗净，干燥，除去须根及粗皮。

性味归经　甘、淡、寒。归肾、膀胱经。

功效主治　利水渗湿，泄热，化浊降脂。主治小便不利，水肿胀满，泄泻尿少，痰饮眩晕，热淋涩痛，高脂血症。

用法用量　内服：6～10克，水煎服。

使用注意　肾虚精滑者慎用。

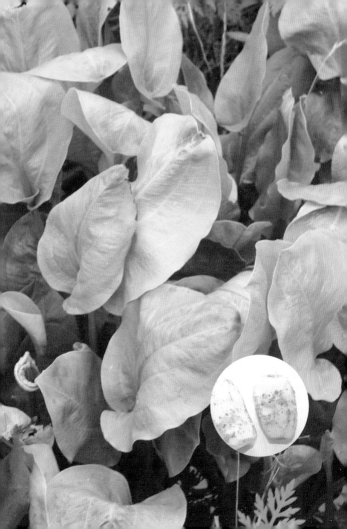

浙贝母

别　名　象贝、浙贝、土贝母、象贝母、大贝母。

来　源　本品为百合科植物浙贝母 *Fritillaria thunbergii* Miq.的干燥鳞茎。

生境分布　生长于湿润的山脊、山坡、沟边及村边草丛中。原分布于浙江象山，故称象贝。现主产地为浙江鄞州区，均为人工栽培。江苏、安徽、湖南、江西等地也产。以浙江产品质优，奉为道地药材。

采收加工　初夏植株枯萎时采挖，洗净。按大小分开，大者摘去心芽，习称"大贝"；小者不去心芽，习称"珠贝"。分别撞擦，除去外皮，拌以煅过的贝壳粉，吸去擦出的浆汁，干燥；或取鳞茎，大小分开，洗净，除去芯芽，趁鲜切成厚片，洗净，干燥，习称"浙贝片"。

性味归经　苦，寒。归肺、心经。

功效主治　清热化痰止咳，解毒散结消痈。主治风热咳嗽，痰火咳嗽，肺痈，乳痈，瘰疬，疮毒。

用法用量　内服：5～10克，水煎服。

使用注意　不宜与川乌、制川乌、草乌、制草乌、附子同用。

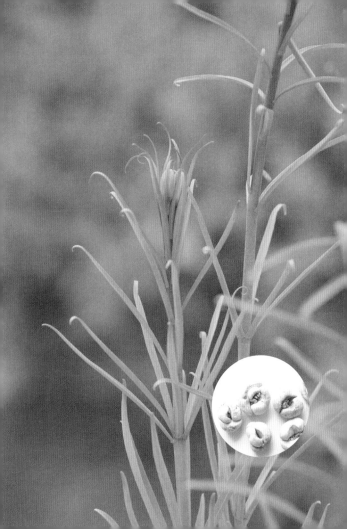

知母

别　　名　地参、水须、淮知母、穿地龙。

来　　源　本品为百合科植物知母 *Anemarrhena asphodeloides* Bge. 的干燥根茎。

生境分布　生长于山地、干燥丘陵或草原地带。分布于河北、山西及东北等地，以河北历县产者最佳。

采收加工　春、秋二季采挖，除去须根和泥沙，晒干，习称"毛知母"；或除去外皮，晒干。

性味归经　苦、甘，寒。归肺、胃、肾经。

功效主治　清热泻火，滋阴润燥。主治外感热病，高热烦渴，肺热燥咳，骨蒸潮热，内热消渴，肠燥便秘。

用法用量　内服：6～12克，水煎服。

使用注意　本品性寒质润，有滑肠之弊，故脾虚便溏者不宜用。

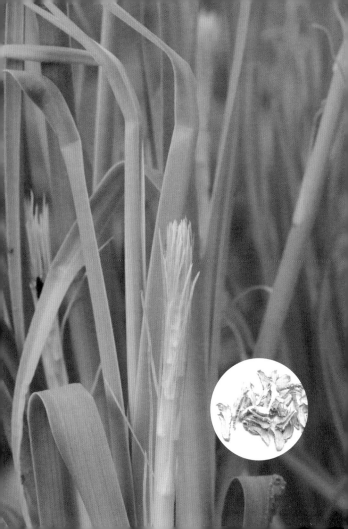

栀子

别　名　木丹、枝子、黄栀子、山栀子。

来　源　本品为茜草科植物栀子*Gardenia jasminoides* Ellis 的干燥成熟果实。

生境分布　生长于山坡、路旁，南方各地有野生。分布于浙江、江西、湖南、福建等长江以南各地。以江西产者为道地产品。

采收加工　9～11月果实成熟呈红黄色时采收，除去果梗及杂质，蒸至上汽或置沸水中略烫，取出，干燥。

性味归经　苦，寒。归心、肺、三焦经。

功效主治　泻火除烦，清热利湿，凉血解毒；外用消肿止痛。主治热病心烦，湿热黄疸，淋证涩痛，血热吐衄，目赤肿痛，火毒疮疡；外治扭挫伤痛。

用法用量　内服：6～10克，水煎服。外用：生品适量，研末调敷。

使用注意　脾虚便溏、食少者忌用。

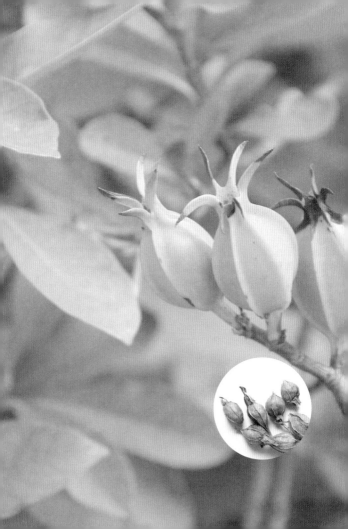

肿节风

别　名 九节茶、九节风、接骨莲、九爪龙。

来　源 本品为金粟兰科植物草珊瑚 *Sarcandra glabra*（Thunb.）Nakai 的干燥全草。

生境分布 生长于山沟、溪谷林阴湿地，分布于华东、中南、西南。

采收加工 夏、秋二季采收，除去杂质，晒干。

性味归经 苦、辛，平。归心、肝经。

功效主治 清热凉血，活血消斑，祛风通络。主治血热发斑发疹，风湿痹痛，跌打损伤。

用法用量 内服：9~30克，水煎服。

610 | 611　新版国家药典药物速认速查小红书

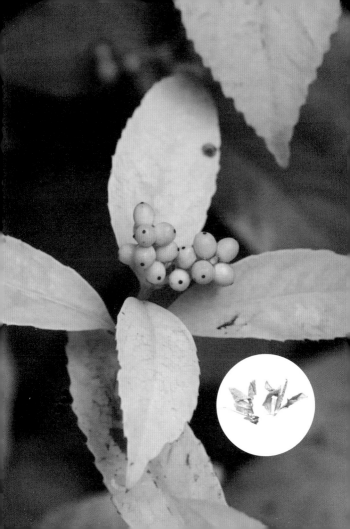

重楼

别　名　滇重楼、草河车、独脚莲。

来　源　本品为百合科植物云南重楼 *Paris polyphylla* Smith var. *yunnanensis*（Franch.）Hand-Mazz.或七叶一枝花 *Paris polyphylla* Smith var. *chinensis*（Franch.）Hara的干燥根茎。

生境分布　生长于林下阴湿处。我国分布甚广，南北均有，主产于长江流域及南方各地。

采收加工　秋季采挖，除去须根，洗净，晒干。

性味归经　苦，微寒；有小毒。归肝经。

功效主治　清热解毒，消肿止痛，凉肝定惊。主治疔疮痈肿，咽喉肿痛，蛇虫咬伤，跌仆伤痛，惊风抽搐。

用法用量　内服：3～9克，水煎服。外用：适量，研末调敷。

使用注意　虚证者及孕妇慎用。

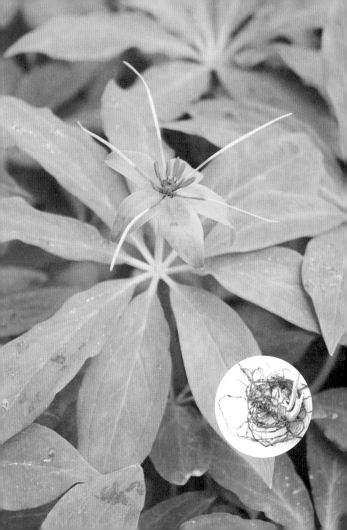

朱砂根

别　名　凤凰肠、老鼠尾、平地木、石青子、地杨梅、散血丹、浪伞根。

来　源　本品为紫金牛科植物朱砂根*Ardisia crenata* Sims 的干燥根。

生境分布　生长于山地林下、沟边、路旁。分布于浙江、安徽、江西、湖南、湖北、四川、福建、广东、广西等地。

采收加工　秋、冬二季采挖，洗净，晒干。

性味归经　微苦、辛，平。归肺、肝经。

功效主治　解毒消肿，活血止痛，祛风除湿。主治咽喉肿痛，风湿痹痛，跌打损伤。

用法用量　内服：3～9克，水煎服。

使用注意　虚弱者慎用。

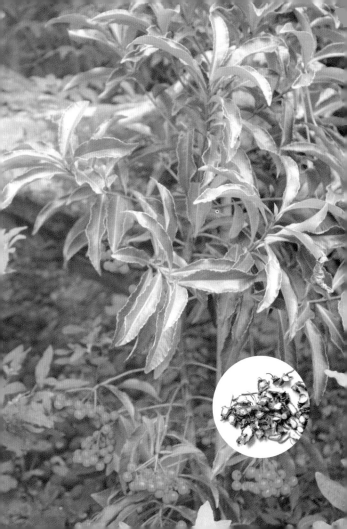

珠子参

别　名　鸡腰参、珠儿参、白地瓜、大金线吊葫芦。

来　源　本品为五加科植物珠子参*Panax japonicus* C. A. Mey. var. *major*（Burk.）C. Y. Wu et K. M. Feng 或羽叶三七*Panax japonicus* C. A. Mey. var. *bipinnatifidus*（Seem.）C. Y. Wu et K. M. Feng的干燥根茎。

生境分布　生长于海拔800～4000米的山坡竹林下、杂木林中或沟边。分布于甘肃、陕西、宁夏、山西、河南、安徽、湖北、湖南、浙江、江西、福建、广西等地及我国西南地区。越南、尼泊尔、缅甸、日本、朝鲜也有分布。

采收加工　秋季采挖，除去粗皮和须根，干燥；或蒸（煮）透后干燥。

性味归经　苦、甘，微寒。归肝、肺、胃经。

功效主治　补肺养阴，祛瘀止痛，止血。主治气阴两虚，烦热口渴，虚劳咳嗽，跌仆损伤，关节痹痛，咯血，吐血，衄血，崩漏，外伤出血。

用法用量　内服：3～9克，水煎服。外用：适量，研末敷患处。

使用注意　孕妇禁服，胃虚者不宜多服。

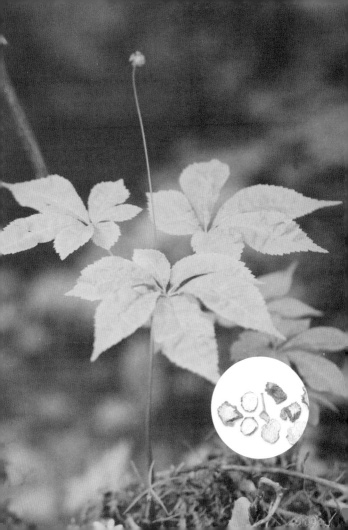

竹节参

别　　名　明七、白三七、竹根七、萝卜七、蜈蚣七、竹节人参。

来　　源　本品为五加科植物竹节参*Panax japonicus* C. A. Mey.的干燥根茎。

生境分布　生长于海拔1800～2600米的山谷阔叶林中。分布于我国西南地区及陕西、甘肃、安徽、浙江、江西、福建、河南、湖南、湖北、广西、西藏等地。

采收加工　秋季采挖，除去主根及外皮，干燥。

性味归经　甘、微苦，温。归肝、脾、肺经。

功效主治　散瘀止血，消肿止痛，祛痰止咳，补虚强壮。主治劳嗽咯血，跌仆损伤，咳嗽痰多，病后虚弱。

用法用量　内服：6～9克，水煎服。

使用注意　孕妇忌服。无虚无瘀者不宜。

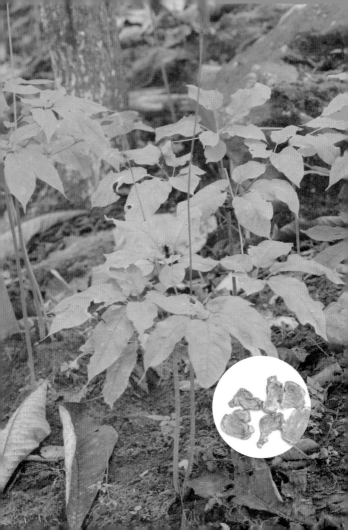

紫花地丁

ZI HUA DI DING

别　名　地丁、紫地丁、地丁草、董董草。

来　源　本品为堇菜科植物紫花地丁 *Viola yedoensis* Makino 的干燥全草。

生境分布　生长于路旁、田埂和圃地中。分布于江苏、浙江、安徽及东北地区。

采收加工　春、秋二季采收，除去杂质，晒干。

性味归经　苦、辛，寒。归心、肝经。

功效主治　清热解毒，凉血消肿。主治疔疮肿毒，痈疽发背，丹毒，毒蛇咬伤。

用法用量　内服：15～30克，水煎服。

使用注意　体质虚寒者忌服。

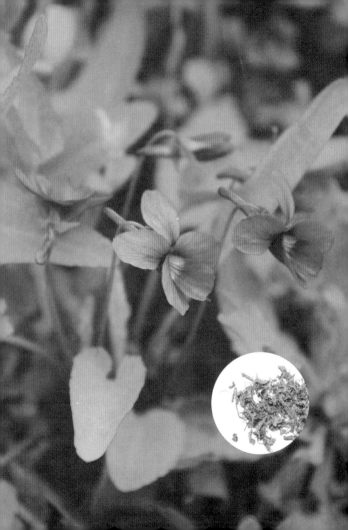

紫苏梗

别　名　苏梗、苏茎、赤苏梗、红苏梗、紫苏草、桂苏梗、紫苏茎枝。

来　源　本品为唇形科植物紫苏*Perilla frutescens*（L.）Britt.的干燥茎。

生境分布　生长于山地、路旁、村边或荒地。全国各地均有栽培。

采收加工　秋季果实成熟后采割，除去杂质，晒干，或趁鲜切片，晒干。

性味归经　辛，温。归肺、脾经。

功效主治　理气宽中，止痛，安胎。主治胸膈痞闷，胃脘疼痛，嗳气呕吐，胎动不安。

用法用量　内服：5～10克，水煎服。

使用注意　热盛、阴虚内热忌服。不宜久服。

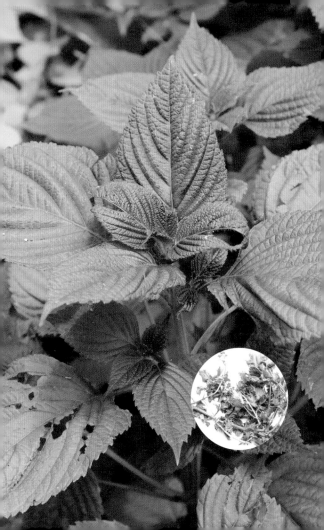

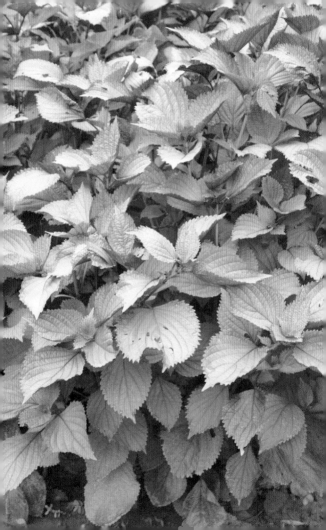